超級病毒 全攻略

新冠病毒 COVID-19 大解析

一本書掌握病毒、細菌面貌 · 預防感染之道 · 日常養生寶典

梁崇明 / 著

CONTENTS

序

2019 新型冠狀病毒 (COVID-19) 的出現，完全改變了全球人類的生活模式和軌跡，原本已然成為地球村的人們，在世界各地往返進行經濟、社會文化、學習等等密切交流，但在新冠肺炎出現之後，世界彷彿被按下了暫停鍵，每個國家都彷若圍城，成為一座座孤島，這絕對是人類歷史上難以抹滅的一頁。

台灣在 2003 年曾遭遇過 SARS 戰役，因對 SARS 病毒的陌生，當時和平醫院的封院及醫護人員的殉職，讓台灣陷入空前的恐慌混亂，經歷一個月多的努力，才將疫情控制了下來。但這次的新型冠狀病毒 (COVID-19) 更是來勢洶洶，它的模式和 17 年前的 SARS 有著相似的發生背景，都源於染病的野生動物在傳統市場內販售，未明的病毒跨物種進入人體，從發生至今已將近 1 年，許多國家仍持續出現數量龐大的感染者，難以想像的感染力和人類生命安全影響，無人能置身事外，且目前仍看不到盡頭。

2003 年 SARS 造成和平醫院封院，7 名醫護人員殉職，台灣共有 346 名確診病例、73 人死亡；在全球，約有 30 個國家淪陷，8,096 名病例、774 人死亡。2019 年的新冠肺炎，至格林威治標準時間 9 月 6 日 11 時（台灣 6 日晚間 7 時），全球至少 88 萬 396 人死於 2019 冠狀病毒疾病（COVID-19，新冠肺炎），至少 2694 萬 7550 人確診染疫。雖然這兩者都是由中國開始出現病毒感染個案，但對全球帶來的影響卻更加鉅大，這不禁讓我們思考，攻擊力及傳染力愈來愈強的超級病毒和細菌，恐怕真是人類未來最強勁的看不見的敵人。

嚴重急性呼吸道症候群（SARS）和 2019 新型冠狀病毒肺炎（2019-nCoV）皆由冠狀病毒引起。人類感染冠狀病毒後以呼吸道

症狀表現為主，包括鼻塞、流鼻水、咳嗽、發燒等一般上呼吸道感染症狀，但嚴重急性呼吸道症候群冠狀病毒（SARS-CoV）、中東呼吸症候群冠狀病毒（MERS-CoV）與新型冠狀病毒（SARS-CoV-2）感染後比一般人類冠狀病毒症狀嚴重，部分個案可能出現嚴重的肺炎與呼吸衰竭等。

面對不斷變種的病毒和細菌，人類要避免感染，必須從日常生活開始改變。這次台灣新冠肺炎的防疫工作做得算是相當成功，或許是因為多年前的 SARS 經驗，讓大家的警覺性更高，防疫動作做得更確實，但為了讓讀者能夠有系統的了解病毒和預防感染之道，我們還是決定製作一本完整的讓讀者掌握新冠病毒和預防感染的生活保健專書，期待這本書能讓讀者簡單明瞭地知道，如何在生活中或是運用西醫或中醫的方式預防感染和保健、提升自己的免疫力和強化因疫情恐慌焦慮的心靈。

在西醫治療的部分，本書訪問到赴西班牙留學，回台之後確診染疫的留學生 Rita，她在經由台灣的醫院悉心治療後採檢陰性順利重拾健康，讓讀者可以第一視角看見新冠感染者的經歷；同時也採訪了中醫師公會全國聯合會副秘書長、新世紀診所郭哲彰院長，他透過視訊診治居住在紐約的新冠感染者，以清肺排毒湯為主，再根據濕寒體質調整的配方，患者服藥大約一週多，主要的症狀多能痊癒，療效相當不錯。無論西醫或中醫，由於病毒不斷變種，在不同體質的感染者身上，也出現不同的症狀，相關疫苗及治療藥物的研究都在持續進行中。故本書從西醫和中醫兩方面著手，提供讀者預防感染和保健之道，相信對讀者的身心健康有著具體的幫助。

面對驟變的世界，即使還有許多未知，一切也都變得不同，但只要能掌握知識的力量，並身體力行保健之道，未來的人生依然會繼續，我們可以做的還有很多。

前言

比爾蓋茲說：「21世紀人類最大的敵人，是病毒。」病毒極其微小且不是生命體，卻擁有無與倫比的影響力；當它發威的時候，甚至可以癱瘓整個地球，威力足以和人類發明的最強武器—「核彈」相匹敵。因此有人說2020年的新冠肺炎是「第三次世界大戰」，但比前兩次更可怕的是，這一次連敵人在哪裡都看不見。

2020年初，新冠肺炎病毒以高傳染力、中度致死率橫掃全球，對人類來說，把世界各大城瞬間變成空城的，是一股「肉眼看不見的恐慌感」，以及「稍微掉以輕心就可能屍橫遍野」的恐懼。根據法新社蒐集各國當局和世界衛生組織（WHO）提供的數據做出統計，截至格林威治標準時間9月6日11時（台灣6日晚間7時），全球至少88萬396人死於2019冠狀病毒疾病（COVID-19，新冠肺炎），至少2694萬7550人確診染疫。而這些數字恐怕只是實際感染總數的一部分，因為許多國家只檢測有症狀或症狀最嚴重的病例。雖然病毒是可以檢測出來的物質，可是這種看不見的隱微不確定感，卻帶來一種像在「抓鬼」一般的恐怖感。

全球經濟的萎縮、弱化，製造業版圖的轉移，國際間政治局勢的角力變化，人跟人之間的距離逐漸拉大……，新冠肺炎病毒帶來的轉變，是誰都預料不到的；令人讚嘆比爾蓋茲不只是電子業的先知，還是人類遠景的先知。

問題是，新冠肺炎的疫情擴散，暫時性的公衛防堵可以擋得了一時，或許在防堵了一年半、兩年之後，疫苗、藥物可能有機會被研發出來，希望可以讓疫情得到控制。可是，如果真如比爾蓋茲所說「病毒是21世紀人類最大的敵人」，那麼，未來倘若又出現其他新興的病毒，這場戰爭真的會結束嗎？

科學家分析，溫室效應、地球暖化造成南北極冰融，可能是未來病毒、細菌傳染增加的原因之一；換句話說，源自於人類的生態浩劫，正反過來吞噬著人類。人類的科技再先進，都無法預知疫情的發生、甚而提早做出疫苗跟解藥。

那現階段，我們能做什麼？

以新冠病毒為例，雖然人類對它所知尚不完全，但已經有研究報告指出，那些感染之後容易轉成重症的人，常見的特質是有三高或抽菸習慣的族群。另外，治療肺炎時，即便有呼吸器、緩解症狀的藥物能進行支持性治療，但有些人會快速痊癒，有些人會拖很久，有些則不治；在同樣的支持性療法之下，究竟哪一位病人能活下來，常常連醫師都無法確定。

所以，雖然「防堵」是火線上的不得不為，但是，有無可能靠著調整自己的「免疫力」來抵抗病毒，改善自身的體質，這樣即便運氣不好感染到了病毒，也可能幸運地以輕症、無症狀來化解危機，甚至可能不發病；這或許是人類在短期內無法逆轉溫室效應的現況下，可以自我強化的部分。

這本書就是要談談每個人在自己家裡、日常生活中，可以透過哪些方式提升抵抗病毒、細菌的能力，將重症、死亡的可能風險減到最小，免受「看不見的病毒突擊恐懼陰影」所籠罩。

第一章
_____

新冠肺炎
改變全世界的小小病毒

新冠肺炎
改變全世界的小小病毒

Rita 圖片提供：instagram.com/ririchao/

我與新冠病毒的相遇─西班牙留學生 Rita 的抗疫札記

2019 年冬天，在地球上的某個角落，一種後來被命名為「新冠病毒」、「武漢病毒」、「COVID-19」的病毒，正悄悄地開始發起它對人類突襲的戰役。在接下來長達數月的、至今看不到盡頭的時間裡，人類將感受到它帶來的毀滅與變化。對人類來說，這是一場必須在顯微鏡下才看得到敵人的無聲戰爭，一場導致人類生活巨變的慘烈戰事，更是迫使人類重新審視自己的革命。

在西班牙的一個多月 Rita 一直未被確診

Rita 是一位 20 多歲的西班牙留學生，2020 年二月初，她正在西班牙巴塞隆納念研究所。二月初的某一天，她突然開始乾咳，而且晚上睡覺時胸口覺得很緊，必須側躺才能入睡；有時咳得太嚴重，還會被咳醒，必須坐起來將它咳完。

當時台灣已有確診案例，但西班牙本土並沒有，所以當地完全沒有緊張的氣氛，但是 Rita 心中已隱隱在擔心，是否可能是正在流行的新冠病毒？當時因為身邊的老師、朋友都跟她說，西班牙二月本來就盛行流感，應該只是流感而已，所以她開始自行服用咳嗽藥水，一直喝了五天左右，卻對緩解症狀一點效果都沒有。

於是，Rita 到了巴塞隆納的大醫院求診，當地的醫生因為她沒有發燒，所以認定是流感，給她開了咳嗽藥水。她提出願意自費照 X 光的請求，但醫師不同意，認為她大驚小怪，還開立了一張「此人並非新冠肺炎」的證明書，只給了她咳嗽藥水。

當然，咳嗽藥水依然無效。一周後，乾咳轉成濕咳，就這樣一直

到了三月的第一週（距離首次出現乾咳症狀，已經一個月），某天傍晚她突然開始發燒，最高燒到 38.1 度左右，當天晚上她決定到醫院就診。當時，櫃檯人員一看到她是「亞洲人」又「發燒」，立刻緊張地請她回家，並且請她打電話到某個專線求助；依流程，應該會有專屬的救護車到她的住處載她就醫。

回到住處後，她打了三個小時電話都沒人接，大約打到半夜四點，電話終於接通了。接電話的人聽說她來自台灣，便告訴她：「台灣案例很少、很安全，妳不用擔心，妳得的是流感。」至此，已經有兩個專業醫療人員告訴她是「流感」，讓她越來越相信，自己應該只是流感。於是她安心地睡去，但一直流著大汗，連床單、被子都濕掉了，不過隔天就迅速退燒了。

又過一週後，她開始出現鼻塞，伴隨著失去嗅覺、味覺等症狀，但咳嗽頻率已經變少。至今，她的症狀已經出現一個多月，而且還沒有做過任何理學檢查的診斷可確診她的病因，

也沒有有效的藥物可以控制症狀。

陸續地，歐洲方面傳出排華的聲浪，在台灣的家人非常希望她回台灣，終於她決定動身回家了。入境時，她主動告知機場檢驗人員她身體有異常症狀，當時就進行了採檢，之後搭乘防疫計程車回家。

回到台灣　入院隔離治療一個月

居家隔離的第一天傍晚，她接到疾管局的電話，說請她準備行李，要到醫院進行更詳盡的檢查。到了醫院，一次就抽了八管血，她看見試管上貼著「生物危害性」的標籤，

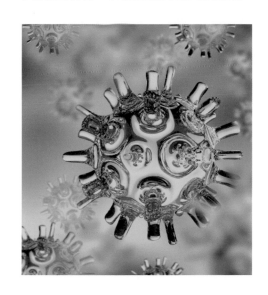

這個規模、陣仗讓她感覺緊張，加上過去一個多月的壓力累積，她再也無法繼續堅強、緊張到落淚，感覺自己好像變成了一種會危害他人的「生化武器」一樣！

入院的隔天傍晚，她就被告知的確「確診」了，這時候她除了震驚，心中又產生了另一層的擔心，擔心之前在西班牙的一個多月，是否已經傳染給身邊的人？回顧過去，依然不知道是在西班牙的何處染病、被誰傳染的……。

接下來，就開始進行一連串的治療，包括施打抗生素點滴、服用抗生素、照 X 光……等等。雖然確診了，但 Rita 很慶幸的是，至少已經回到了值得信賴的台灣，有完善的醫療資源可以倚仗。就這樣，Rita 在醫院的負壓隔離病房獨自住了一個月左右，進行持續的治療、採檢，直到三採陰的結果出爐，才離開醫院。期間詳細的過程 Rita 都記錄在她的 Youtube 頻道上，想了解的讀者可以去網站上詳閱。

一場大病　改變一個人很多

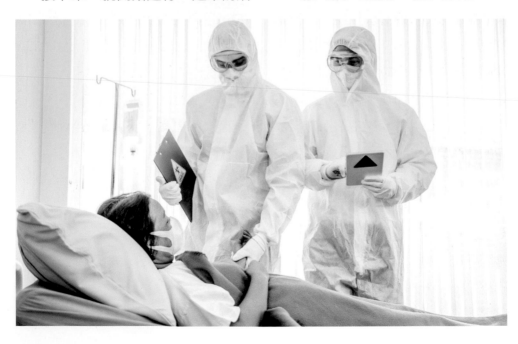

一般情況下，身罹重病、大病、久住醫院的人，以年長者居多，但傳染病是不挑年齡、性別、地位的，只要身體虛弱就可能面臨凶狠的病毒糾纏。但相較於歐美，台灣的患者能夠確實地被隔離在醫院裡，得到充分的治療跟關注，真是非常幸福的事。

Rita 的經驗，跟全球上千萬的確診者相比，只是其中的一個故事；但是，光是看到 Rita 在過程中的變化，就可以看出這個難以捉摸的傳染病，對於人身心的影響實在不小。

Rita 在她的 IG 上分享說：「很多人看我 YouTube 影片或採訪，都很驚訝我在鏡頭前，怎麼能這麼鎮定和堅強的分享病情。我當然有低潮，尤其是在隔離治療對抗病毒時，未知跟失去信心的可怕。生病確實很痛苦，那時的我有憂鬱傾向，覺得生病的自己很沒用。」

「不過，怨恨、埋怨都不能改變我生病的事實，就算我想忘記它或是隱藏它，也永遠不可能抹滅，確診已經成為我人生中的一段故事，所以我學習去接受它，而我因此變的更正

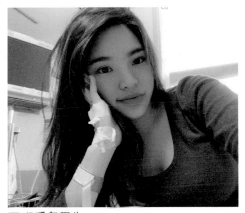

西班牙留學生 Rita

面、更勇敢。」

「如果你正處於低潮、沒信心的狀態，真的不會丟臉，也不用自責，因為人生就是會有高低起伏。不需要批評自己，珍惜逆境，因為它可以讓我們更強壯。有一天我們真的走出來了，這一段曾經脆弱的經歷會變成你很強大的力量。」

「堅強」在抗疫的過程中真的是必要的力量，不論是七八十歲的老者，或是二十多歲，在傳染病之前一律平等，面對疫情都需要堅毅與勇敢。Rita 獨自在海外求學，本

RiRi Chao 悄悄話

來就需有一定的獨立性，而在這兩、三個月的病程中，特別是在隔離病房的一個月，沒有家人的陪伴，實際接觸到的人只有醫護、清潔人員，與人群疏離、更是備感寂寞；而另一方面，新冠病毒多變、難以掌控的症狀，更容易讓人失去信心。還好現在網路發達，訊息、畫面都能即時傳達，也能和人互動，可以稍微安慰心情。

新冠肺炎這類新興的傳染病，也容易讓民眾對醫療產生懷疑，譬如 Rita 在西班牙時已經在兩位專業醫護人員的口中，被告知「只是流感」；就是因為當時信任了醫護的專業，讓 Rita 在後來確診之後，對接觸過的朋友更感到不安及罪惡感。

另外，關於許多與新冠有關的議題，世界上各路的專家也正在陸續摸索中，常有著不同的看法，所以民眾一路走來也經歷了不少錯亂、不確定的感覺；以往「專家的眼鏡」這種專業的形象，在疫情中被打破也是常有的，只能說在新型的傳染病面前，很難有哪位專家說的是完全正確的。

困境的確在　但人的韌性不容小覷

Rita 在過程中展現了智慧，有些朋友跟她說，患病是個不好的經驗，應該讓它過去，甚至忘記它，何必要在網路上做成紀錄，還分享給大家呢！？但她認為這是成長過程中的一部分，應該去面對、接受它。

她說：「其實我也不是一直都很樂觀的，當你正面的保持心情愉快，努力配合治療，也復原的很不錯，精神喊話對自己要有信心，結果聽到醫生告訴你第二次檢驗結果還是陽性！雖然只能接受事實，也知道檢驗是對的事，但那種感覺真的很像努力準備期末考，結果還是被當……。更失望的是我已經不知道還能怎麼做，再怎麼堅強還是有崩潰的時候，只能為了家人更勇敢。」

任何人在人生中都可能面臨：「已經用盡所有努力，卻仍然失敗」的窘況；但事後回想起來，才會發現其實那是另一個階段成長的開

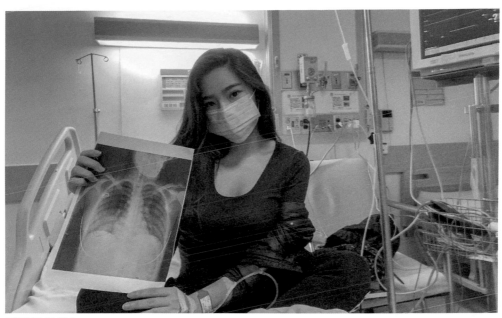

西班牙留學生 Rita

始。這種情況，也讓我們看到了在傳染病面前，人類多麼渺小；原來，這個世界真的有些事情，並非人類可以一手掌握的。

所幸，身在台灣的我們有完整且嚴謹的公衛醫療系統，在一定程度上能做到嚴格的自保。Rita 說，回想當初抽八管血時，連自己都懷疑自己是「生化武器」，但整個治療期間，醫護的態度卻非常自然親切、閒話家常，整個隔離的過程中，都沒有讓她感覺到被排擠、被嫌惡，真的令人很感動！所以 Rita 一再感謝台灣的政府跟醫護的付出。

新冠肺炎打破了人類許多原本身、心的傳統框架，面對未來，這個病毒或細菌不斷突變的世代，我們更需要吸收多元正確的抗疫觀念，做好更彈性、更強的心理準備。雖然人在生病時容易在心理上特別脆弱，但人的韌性絕對不容小覷，當你信任並採取了正向的觀念去面對逆境、生死關頭，那麼脆弱、無助的感受遲早終將離去，就像蛹中的毛毛蟲，蟄伏許久、破蛹而出之後，便會褪變成美麗的蝴蝶。

關於新冠　還有這麼多未知數……

　　之前的 SARS 疫情最後是以「自行消失」作為結束，相關的疫苗等等研究工作，也隨著疫情半途告終。而現在也有些專家認為新冠可能自行消失，當然也有些專家認為不可輕忽，該做的準備工作還是必須進行。

　　因著新冠的多變性，各方消息往往互相衝突，從一開始美國、WHO 等輕忽疫情，認為不用戴口罩等等，到疫情趨緩時，對於秋冬疫情的預期、無症狀感染者的病毒活性、傳染力等等，各國也有不同的看法。我們想知道得越多，卻發現收到的消息越混亂……。

　　以下整理出 2020 年中、夏季的各國報導作為參考，讀者會發現訊息還是紛雜的，有些跟台灣的疫情指揮中心掌握的現況也不完全相同。以下：

夏天新冠依然傳播

（2020 年 7 月　ＷＨＯ發言人）

　　世衛發言人哈里斯說：「過去

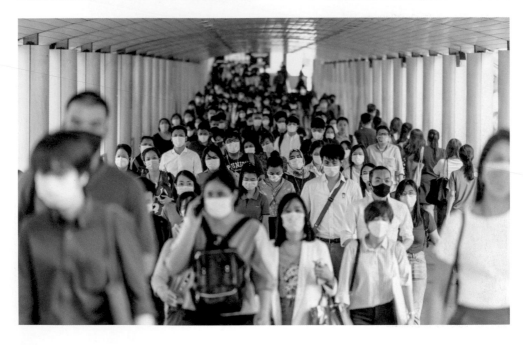

人們似乎一直堅信夏天沒有問題，但現在（看到）夏天也在持續，這種病毒喜歡所有天氣。」

WHO認為新冠可能空氣傳播 國內專家態度尚保留

（2020 月 7 月 　國內新聞）

WHO在 7 月初表示新冠可能透過空氣傳播，在人群密集、封閉、通風不好的室內環境，不能排除空氣傳播的可能性。而台大小兒科主任、感染學專家黃立民解讀説：「世衛日前鬆口的是，在某些環境下有空氣傳染的可能性，但內部未有共識。」

黃立民説：「若有空氣傳染，外科口罩就沒用了，必須戴 N 95 口罩。社交距離 1.5 公尺也無效了，因為空氣傳染可達 10、20 公尺。目前大部分的專家仍認為，飛沫、接觸才是主流，也有少數專家一直在談空氣傳染，但尚未被證實。」

（説明：空氣傳播指的是懸浮在空氣裡的微粒，肉眼看不見。但病毒可能吸附在微粒上，飄浮在空中，因此傳染範圍比飛沫傳播大很多，但攜帶的病毒量則不一定。）

幼兒攜帶新冠病毒的量　是成人的 10 ～ 100 倍

（2020 年 7 月 　外電新聞）

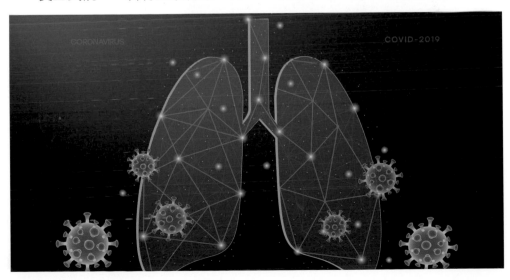

美國醫學會小兒科期刊發布研究發現，在五歲以下幼童的鼻腔，驗出新冠病毒基因遺傳物質的數量，是成人跟較大的兒童的 10 ～ 100 倍。美國防疫權威佛奇表示：「這表示幼童也會傳染新冠肺炎。」這與之前幼兒比較不會感染新冠肺炎的一般認知，已經有所不同。

哈佛研究者到彰化找答案　台灣感染率低是否與卡介苗有關

（2020 年 7 月　新聞報導）

哈佛大學即將派研究者來台，與彰化縣衛生局合作一項為期約半年的計畫，研究台灣感染率低是否與施打卡介苗有關。

無症狀感染者帶病毒量，與有症狀者一樣多

（節錄自 BBC News 中文 2020 年 8 月）

‧在香港、深圳，及中國的許多城市，最新出現的一波疫情中，似乎以無症狀感染者居多。

‧最近韓國一項研究顯示，無症狀感染者身上攜帶的病毒數量，與有症狀者一樣多。目前，有越來越多證據表明，無症感染者佔新冠病毒感染人群相當大的比例。但是，研究人員不能確定無症感染者實際上到底傳播了多少病毒。

‧英國雷丁大學（University of Reading）細胞生物學家克拉克（Simon Clarke）博士表示，無症感染者呼吸道粘液中的病毒與新冠患病病者人一樣多。但是克拉克說，這並不意味著他們會像有症狀者那樣，向周邊環境中散發同樣數量的病毒。（因為他們比較少咳嗽）

新冠疫情有年輕化趨勢

（2020 年 8 月 外電整理）

‧ＷＨＯ發現，亞太區傳播主力已經轉移到 50 歲以下，很多人不知道自己已受感染。WHO 西太平洋區域主任葛西健（Takeshi Kasai）警告，亞太區現在面臨的不僅是疫情捲土重來，而是根本進入新階段。

‧其他包括德國、法國、瑞典、加拿大等國新增病例也都呈現年輕

化趨勢。日本有三分之二的患者不到40 歲；菲律賓、澳洲年紀超過 40 歲的患者，人數超過一半。

變種後新冠病毒從武漢傳台灣

（2020 年 8 月　國際醫學期刊《刺胳針》（The Lancet））

醫學期刊《刺胳針》（The Lancet）在 8 月份發布一項新加坡的研究，指出新加坡的研究人員找出新冠病毒的新變種，稱為「Sars-CoV-2」病毒。

這種病毒在感染後，症狀會比原版病毒輕微（毒性較低、重症的比例較低），但其複製能力與原版病毒相同。新病毒最早是在武漢出現，後來傳到台灣及新加坡。

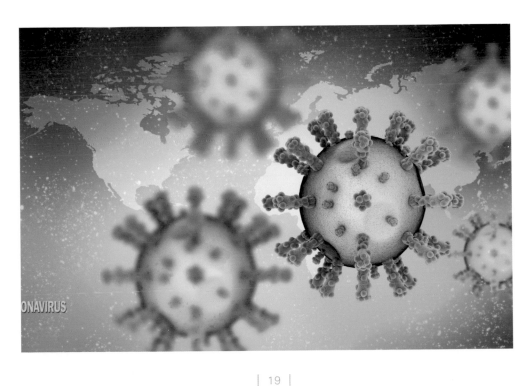

第二章

病毒、細菌都可能造成新興傳染病

病毒、細菌都可能造成新興傳染病

氣候異常對微生物的影響,不僅限於病毒,細菌,還包括其他微生物,都可能產生變異,或者從永凍層中被釋放出來,而對人類健康造成影響。有時候,它們彼此之間會有連動的關係。所以,了解細菌、病毒會怎麼引發疾病,又該怎麼預防,是個整體性的概念。本章將會介紹病毒跟細菌這兩大類病原體的差異,讓讀者掌握預防的概念。

病毒、細菌不一樣 防治方法有不同嗎?

採訪整理 / 葉語容

澳洲最大國家級科學研究機構「聯邦科學與工業研究組織」(CSIRO),對 2217 名澳洲成年人進行的一項問卷調查,發現高達 92% 的受訪者並不知道細菌、病毒感染的差別;另外 13% 的澳洲人誤

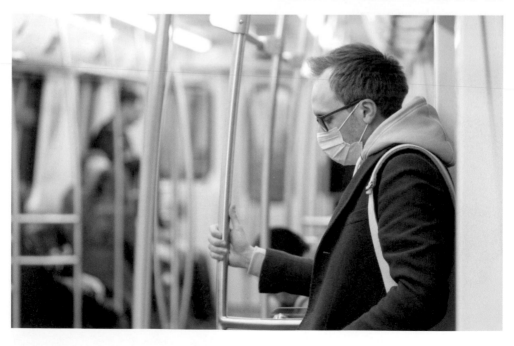

以為新冠病毒可以使用抗生素來治療。

其實，兩者有著以下的差異，也有一些關聯性：

細菌、病毒大小不同，結構也不同。

「細菌」是有完整細胞結構的生物體，它可以自行存活於環境之中，不一定要有宿主才能孳生繁衍其他細菌；但病毒並不是一種生物體，它是由蛋白質包覆的ＤＮＡ或ＲＮＡ片段，必須要進到其他細胞之中，以其他的生物細胞作為宿主，才能複製繁衍其他的病毒體。

而病毒的尺寸大約只有細菌的千分之一那麼小，所以有些抗病毒的方法，如果是用「過濾」的方式，就要看其孔徑夠不夠小；譬如有些空氣清淨機如果採用濾網過濾的方式，有可能其孔徑不夠小，無法過濾病毒，所以對病毒無效。

傳染途徑類似，但致病原理不同

對民眾來說，細菌、病毒從外

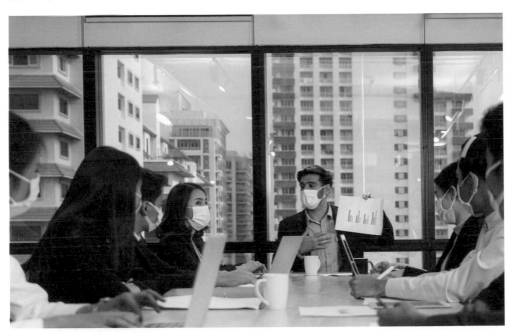

界接觸到人體的途徑是一樣的，也就是飛沫傳染、接觸傳染、空氣傳染、糞口傳染……，但是接觸到人體，跟會不會「致病」是兩回事。

細菌、病毒接觸到人體之後，可能透過鼻腔、呼吸道或者傷口侵入人體，但是，人體在呼吸道、皮膚、傷口處也都有防衛機制，還有免疫系統的抵抗力，來預防外來物入侵，所以接觸之後會不會進入人體而造成感染、發病，將視個人的免疫力良好與否有所不同。

如果細菌、病毒真的成功入侵人體之後，也會用不同的方式來表現。花蓮慈濟醫院臨床病理部部主任陳立光分析，「細菌」入侵人體後，通常不是直接對細胞進行破壞，而是「釋放毒素」來造成宿主的器官生病，甚至整個人死亡。譬如破傷風就是細菌造成的感染，感染後其毒素會散布到全身，導致後來的症狀都是「全身性」的。

但是病毒的進攻方式不同，病毒會直接「破壞細胞」，進入細胞之後在細胞內繁殖，使細胞死亡，死亡之後新生的病毒又繼續以幾倍的數量散布出去，繼續破壞宿主的細胞。譬如肝炎就是肝炎病毒感染了肝臟之後，肝細胞被「破壞」了，造成發炎。

外部感控方法一樣，但治療法大不同。

未來如果不只有新冠肺炎，而有其他的細菌、病毒造成流行，在外部的感染控制方式，是差不多的，包括勤洗手（預防接觸傳染）、戴口罩（預防空氣傳染、接觸傳染、飛沫傳染）、環境消毒等等。

但治療上，這兩種病原體的療法有很大的差異，唯一相同的，就

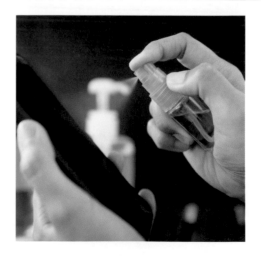

是人體本身的免疫力如果正常、良好，那即便接觸到它們，被致病的機率都會降低。

在前面提過，細菌是一種「生物體」，目前主要是使用抗生素來治療。陳立光主任解釋，抗生素的原料是黴菌，不完全是化工科技下的產物，所以使用抗生素來治療細菌感染，等於是用黴菌來對抗細菌，讓它們互相爭鬥之後，將細菌殺死，得到治癒。

而病毒的預防是用疫苗，治療靠的是藥物，但多數的病毒感染，都無疫苗、解藥可醫，必須靠自身的免疫力來康復。而且有些病毒的變異速度很快，像是新冠病毒就是一種變異快的ＲＮＡ病毒，疫苗研發的速度，很可能追不上病毒的變異。

所以細菌感染跟病毒感染，以目前的醫療能力來看，細菌感染多數是可以被治癒的，除非是（下一篇將提到的）超級細菌，在治療上就困難許多。但病毒如果變異速度很快，傳播力又強的話，就容易造成嚴重的疫情。

細菌、病毒比一比

	大小	生物體	傳染途徑	致病機轉	療法
細菌	較大	是	飛沫、接觸、空氣、糞口……。	・可自行存活 ・釋放毒素毒害宿主全身	抗生素、自體免疫力
病毒	是細菌的千分之一	否		・需要寄生在宿主體內。 ・直接針對細胞進行破壞。	・疫苗、藥物、自體免疫力。 ・多數病毒無疫苗、藥物可醫治。

超級細菌是什麼？新冠之後有超級細菌？

採訪整理 / 葉語容

英國經濟學家歐尼爾曾說過，若不處理濫用抗生素的問題，預估到2050年（也就是30年後）超級細菌每年可能導致多達 1,000 萬人死亡。

英國經濟學家歐尼爾（Jim O'Neill）在 2016 年公布一份「全球抗藥性報告」。他表示，2014 年約有 70 萬人死於抗藥性疾病，如細菌感染、HIV 病毒和瘧疾；到了 2050年，每年將有 1,000 萬人死於抗藥性疾病，比因癌症死亡的 800 萬人還多。

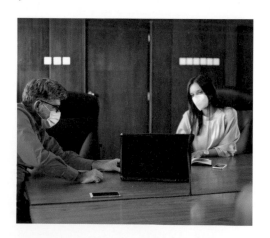

另外，同樣在 2020 年 5 月，美國ＣＤＣ（疾病管制與預防中心）的前主任 Julie Gerberding 表示，超級細菌是新冠病毒潛藏的風險之一，每 7 位住院的新冠病毒患者中，約有 1 位出現繼發性的細菌感染。她說，非常擔心許多人將因這些致命的超級感染（而非新冠病毒），最終喪命。

以下，就讓我們來看看什麼是超級細菌，該如何預防。

超級細菌的「超級」 指的是抗藥性超級

超級細菌是一種非常難被抗生素殺死的細菌，有些超級細菌，無法被已知的抗生素殺死，換句話說，也可以說它無藥可醫。在更明確的定義上，所謂「超級細菌」指的是對三種（或以上）的抗生素具有抗藥性的細菌，所以超級細菌本身還有分等級，越「超級」的細菌，越可說是「天下無敵」，也更是人類的夢魘。

超級細菌感染難治　死亡率不高但可癱瘓醫療系統

前面提過，超級細菌厲害之處是它的「抗藥性」超級，並非傳染力超級，或致死率超級。林口長庚醫院感染科醫師黃景泰分析說，其實多數因為感染而致死的案例中，至少99％都肇因於其它的細菌，真的與超級細菌有關的，粗估不到1％。

但是，超級細菌可怕之處，在於很難治療，必須長期待在醫院加護病房，如果像美國這次新冠時期，有大量病人進出醫院，就有機會造成超級細菌大感染，甚至癱瘓整個醫療系統。

加護病房是重災區　請盡量遠離

黃景泰醫師解釋，所謂的抗藥性細菌、超級細菌，它們之所以會突變演化出這麼強大的抗藥性，是長期與抗生素（黴菌）對抗的結果。這種抗藥性強的細菌，其實在一般的環境裡就存在，一般人身上也常帶有這些細菌，但是在各種菌雜處的環境裡，抗藥性細菌所佔的比例不高。

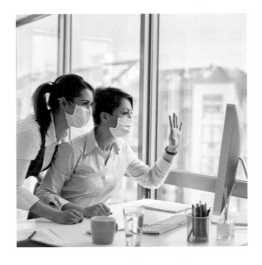

然而，在某些「濫用抗生素」的環境裡，因為其他的菌種幾乎都被抗生素殺死了，最後就只剩下對抗生素免疫的超級細菌了，換句話說，超級細菌密集的場所，都是大量使用抗生素的地方，而這些超級細菌是長期被「篩」出來的細菌。超級細菌特別多的地方，包括醫院（特別是加護病房）、畜牧養殖場，還有「吃特別多抗生素的人體內」。

「篩」出超級細菌的過程，可能發生在環境裡，也可能發生在動物的體內。黃景泰醫師說，在人體內，超級細菌大多在腸道內，一個腸道菌相好的人，超級細菌的比例低，就不容易被感染，但長期持續

吃抗生素的人，腸道內的好菌、壞菌都被殺光，剩下來的菌幾乎都是抗藥性強的細菌，所以感染率也高。

而加護病房是超級細菌的重災區之一，如果爆發了流行病，例如新冠疫情，將可能有大量的重症病患需住到加護病房，但是麻煩的是，加護病房本身就容易是超級細菌的大本營，從外部來看，環境中的超級細菌比較多，有時候也是從患者身上跑到環境裡的。

而從體內來看，這裡的病患為了維穩病情，往往需長期使用抗生素，所以即便某位病患是因為新冠肺炎（或其他流行病）而入住加護病房，在他身體免疫力特別虛弱的此時，也比較容易感染超級細菌，如果真的感染了，新病、舊病交互影響，不但康復的日期遙遙無期，而且醫療系統可能被拖垮；對患者來說，最糟的情況就是健康每況愈下，最後死亡。

超級細菌引起的症狀，常常是全身性的反應，最嚴重的包括敗血症，因為病況不容易掌控，所以必須長期待在加護病房，也離不開抗生素，這種情況在醫院裡，便形成一種弔詭的惡性循環。會進入加護病房的患者通常已是重症，持續不能出院對於病患、家屬、醫院來說都是一場漫長的戰爭。

美國ＣＤＣ前主任Julie Gerberding擔心的就是在醫院的大量新冠病患，可能感染到超級細菌，而引起更大的醫療問題。其實，這在台灣曾發生，只是台灣的案例較少，所以很少人知道。花蓮慈濟醫院臨床病理部部主任陳立光指出，其實這次新冠肺炎，台北及大陸的醫院都有人感染一種叫做「克雷伯菌」的超級細菌。

因為臨床上在病毒感染之後，又引發細菌感染的情況甚為普遍，所以有些醫師也在治療新冠肺炎時，會根據以前的經驗（稱為經驗療法），先給予一些廣效抗生素來預防細菌感染。

解決之道一：謹慎使用抗生素

黃景泰醫師說，在加護病房，現在的做法就是盡量謹慎使用抗生

素，交互搭配多種廣效性的抗生素一起用，盡量不要使用到後線比較強的抗生素，因為後線抗生素雖然強，但很可能使用後會促使超級細菌的抗藥性也增加，很快就無藥可醫。

他說，通常能夠痊癒的病患，是要在抗生素控制的這段期間，快點培養腸道的好菌，這樣就能慢慢淘汰掉超級細菌；如果長期都無法改善，患者有可能會因為其他併發症或衰竭而死亡。

另外，抗生素在畜牧場的濫用恐怕是更大的問題，陳立光醫師說，雖然被打了抗生素的動物，在烹調時若有確實完全煮熟，就不會吃進抗生素，對人體就無害；但是，養殖場用的抗生素依然可能隨廢水、物體而散布在環境中，這些抗生素都在增加環境中超級細菌數量，這個規模比起醫院裡大得多，這才是抗生素濫用最大的場域。

解決之道二：糞便移植

有一種比較快可以增加腸道好菌的方式，就是「糞便移植」。將捐贈者的糞便透過灌腸的方式，放到患者的腸道裡，讓捐贈者的好菌，排擠掉超級細菌，這樣超級細菌的比例下降，就會逐漸被好菌所淘汰。

黃景泰醫師分析，超級細菌只是「抗藥性」強，但跟其他細菌相比，其實生長能力較弱，所以用其他的（好）菌來與超級細菌物競天擇，通常都能夠將疾病治癒。但是，目前糞便移植仍在小規模試驗階段，還有一些未知數尚待釐清，譬如是否能全盤掌握在「捐贈者的糞便中，是否有難以評估的有害菌。」所以目前尚非治療的主流，但技術上已經成熟。

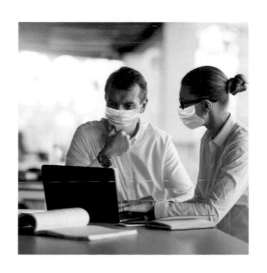

解決之道三：用噬菌體　把細菌「吃掉」！

第三種方式，就是找到一種稱為「噬菌體」的病毒，將超級細菌「吃」掉。噬菌體是一種病毒，它並不會侵犯人體，它的食物是「細菌」。它可以說是細菌的天敵，當它進入細菌體內之後，會複製許多的噬菌體，然後讓細菌爆裂而死；接著，這些複製出來的新噬菌體，又會繼續去尋找它的「食物」；所以，噬菌體殺滅病毒的力量強大。

最著名的例子，就是印度的恆河，恆河裡有許多垃圾，甚至有人將屍體放入河中漂流，印度人相信那可以讓亡者的靈魂解脫。但是，同時有大體泡在河裡，有人喝它的水，卻都沒有人生病？後來科學家發現，那並不是神蹟，而是因為河水裡有大量的噬菌體可以殺菌。所以對人類來說，噬菌體是比抗生素更安全又有效的殺菌方法。

陳立光醫師領導的團隊，針對2017 年ＷＨＯ公布的超級細菌名單中，其中危險等級最高的三種菌（鮑氏不動桿菌、綠膿桿菌、腸道桿菌），已經研發出噬菌體的外用清潔劑，這對醫院的外部感控來說，是一大福音。

陳立光醫師說，目前國外已經有專家在研發口服用的噬菌體藥物，但是噬菌體與抗生素不同，很多抗生素都是「廣譜」（廣效）的，可以一次殺滅很多種細菌，但是噬菌體與細菌有配對關係，一種噬菌體通常只對一種細菌有效，所以想要將噬菌體應用在生活中，還必須要累積出龐大的資料庫才行。

展望未來，相信人類既不想被溫室效應毀滅，也不願意被病毒、細菌殺死，但回顧今日的超級細菌，其實是人類長期濫用抗生素的結果，陳立光醫師說，即便未來有一天噬菌體治療能成熟，比起抗生素來說對人體更無害，但也不建議大量使用噬菌體。

「因為這就與黴菌（抗生素）與細菌的競爭一樣，如果未來也大量濫用噬菌體，也會造成歷史重演，出現可以對抗噬菌體的超級細菌。

所以還是建議把抗生素當成第一線的治療藥物，無效了再用噬菌體，維持生態平衡才是好辦法。」他說。

總之，服用抗生素有一些重要原則，包括：

1. 遵循醫囑服用抗生素，每次醫師給的抗生素都要完整吃完，不要吃剩而囤積給以後用。

2. 不要自己買抗生素，不要吃別人給的；亂吃不一定對能對症下藥，還可能使體內細菌產生抗藥性。

3. 某些症狀若遲遲不好，應與醫師討論病況、找出原因，不宜自行四處掛門診索取抗生素（即俗稱的消炎藥），因為持續吃幾周的抗生素，就很有可能養出超級細菌。

4. 抗生素不是維他命，它會殺掉壞菌，也會殺掉好菌，因此不宜多吃。有些人服用抗生素之後，會覺得腸胃不適，可以補充優酪乳、優格、益生菌來增加腸道好菌。

用來殺菌的抗生素、噬菌體有何差別？

	微生物種類	優點	缺點或困境
抗生素	黴菌	· 多數廣效抗生素可一次殺滅很多細菌（好用又較有效） · 價格便宜	· 連好菌一起殺 · 廣效抗生素會改變腸道菌叢生態
噬菌體	病毒	· 一種噬菌體只針對單一細菌有效 · 不傷害人體細胞	· 有地域性，各地的噬菌體、細菌皆不同。 · 要找到相應的噬菌體，資料庫中的資料要夠多、夠完整。

第三章

西醫與日常防護篇

西醫的優點是客觀、重視實證性，但在疫情來得又快又急的情況下，很多觀點都無法透過科學研究來實證，所以西醫方面在疫情時容易發生各派醫師說法不同、互相爭論的情況。

但是，根據過去的傳染病防治經驗，西醫仍有一些看法是可以有效防疫的，以下就讓我們來看看……。

守住第一線屏障—「呼吸道」過敏者竟是新冠高危險群？

受訪諮詢 / 台北醫學院附設醫院胸腔內科周百謙主任

口、鼻是外來物進入人體的主要途徑之一，當一個人有了發燒、鼻子不舒服、喉嚨痛等疑似感冒的症狀，甚至肺炎，有時候不一定是（病毒造成的）感冒，也可能是細菌感染。呼吸道就像是健康的第一道屏障，多數的細菌、病毒感染，都是透過呼吸道入侵人體的，所以顧好呼吸道的健康，是重要的防疫功課。

以新冠肺炎為例，無症狀、輕症的患者，病毒頂多停留在上呼吸道，如果一直沒有影響到下呼吸道，就難以演變成重症，於是就有可能在輕症、或是無症狀的情況下痊癒。也就是說，在上呼吸道保護能力完整的情況下，如果鼻、口真的不幸沾染到了病毒，最理想的情況就是「最多帶原、無症狀痊癒」；另外，其他的流行性感冒、細菌感染等，也是同樣的道理。總之，如果能守住上呼吸道的防線，就能夠避免病情惡化，降低病原體被吸入後產生的「肺炎重症」，也就能避免死亡。

然而，令人驚訝的是，原來「鼻過敏」的人竟然也是肺炎重症的高危險群，因為鼻子的功能不好，就容易引發「用嘴呼吸」的代償作用，因為用嘴呼吸無法透過鼻腔過濾空氣污染、過敏原及病原體，容易引

發一連串的發炎效應，破壞整體呼吸道的健康。

再者，由於過敏體質的人常常不只有一種過敏疾病，譬如有皮膚過敏或氣喘的人，常常有輕微的鼻過敏卻不自知，因而成為隱藏性的高風險者。所以有鼻病、氣喘或皮膚過敏的人，也應該多注意呼吸道的免疫力是否較弱，會不會造成後續的健康影響。

以下由台北醫學院附設醫院胸腔內科周百謙主任帶來詳細分析，讓我們看下去。

呼吸道是重要屏障 要強壯關鍵是「閉嘴」

國中的健康教育課本中曾教過「呼吸道的天然防禦機制，在於鼻子、咽喉的黏膜與纖毛」；因為黏膜、纖毛有加溫、加濕，跟排出異物的能力，如果細菌、病毒想通過這個通道來進入人體，就必須先過得了這兩關。但是，因為現在很多人有鼻子過敏問題，甚至有些人有鼻過敏而不自知，所以大家呼吸道的防禦力正在悄悄減弱中。

鼻子過敏可能是因為過敏體質，或者是來自於鼻子的疾病，例

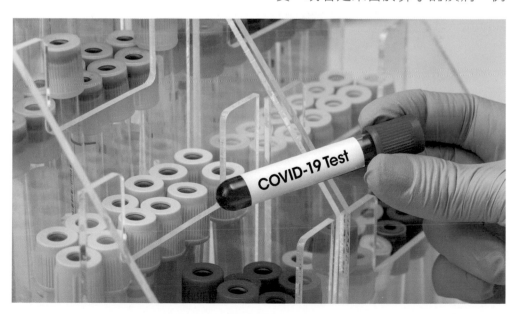

如：鼻中膈彎曲、鼻息肉及鼻竇炎等等。鼻病與鼻過敏，有時候可能是互為因果的關係，要找到其中的關鍵因素來加以治療，才能治本。

鼻子過敏會造成呼吸不順暢，於是人本能地就會想用嘴巴來代償呼吸，但是，口內並沒有纖毛可以過濾異物，若經由嘴巴呼吸，病原體就可以一路順暢地向咽喉長驅直入；並且，因為嘴巴加溫加濕的功能較差，進入咽喉的空氣也較乾、冷，因此在長期用嘴呼吸之下，咽喉也容易變得乾冷，氣管及呼吸道防禦力也就會下降，這樣一來，就連第二道防線也被攻破了，而病菌的下一站，就是肺部。所以，「用嘴代償鼻子呼吸」對於呼吸道的健康來說，傷害不小。

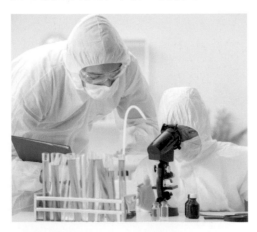

而這種現象，常常發生在習慣張嘴呼吸的人身上，像是半夜睡覺時張嘴呼吸、會打呼，或者因牙齒咬合問題而造成下顎問題的人。另外，容易口乾、口渴的現象，也可能是這個習慣所導致。另外，起床後幾小時內會聲音沙啞慢慢才會恢復者，也是這個原因。這些都會減弱呼吸道的免疫力。

這種現象的根治之道，就是治好鼻病，同時評估夜間及日常嘴巴容易不自覺張開的問題，並且恢復「用鼻子呼吸」的正確習慣；如果是鼻中膈彎曲或鼻息肉所導致，就要先找到這類結構性因素的病根，才能真正改掉用嘴呼吸的習慣，否則就算把嘴巴用膠帶貼起來，鼻子也可能感覺到呼吸困難而最終放棄。

有以下 10 種症狀　要特別保養呼吸道

呼吸道從咽喉來區分，可分成上、下呼吸道；當上呼吸道的鼻、咽喉功能降低，造成的是整體「結

構性」的影響。但是，並不是只有上呼吸道的功能不良，才會破壞整個呼吸道的防禦力，像是胃食道逆流、氣管炎、肺部等下游的問題，也可能反過來影響上呼吸道的功能。周百謙主任提醒，一般人只要有以下症狀，就應該積極留意呼吸道的保養，及疾病的治療：

1. 鼻子過敏
2. 睡覺時打呼或流口水
3. 起床後幾小時內聲音沙啞，得清喉嚨或喝水才能講話。
4. 常感口乾舌燥

　　周百謙主任分析，口乾可分成兩種，一種是真的身體缺水；另一種只是張嘴呼吸造成口乾。而後者可能是嘴巴常打開、水分散失所造成的，其實身體內部並不需要那麼多水分。判斷兩者的方法是看小便的頻率，若只是後者單純口乾的情況，喝水後會一直頻繁小便，表示身體不需要那麼多水分所以才排出，此時就應該透過治療鼻過敏來減少唾液的蒸發，而非一直喝水。多喝水雖然無害，可以增加口腔、咽喉的濕潤度；但從防疫的角度來看，因為水中並沒有「免疫球蛋白」可以抵禦外來的病毒、細菌，所以「多補充水分」的作法還不如「減少唾液流失」來得具有抵抗力！

5. 舌苔厚重

　　舌苔厚重可能是因為口腔念珠菌的滋長，或慢性胃酸逆流造成的結果，越是舌苔厚重，越是代表口腔微環境有問題，也可能是呼吸道功能受損的警訊。

6. 牙齒咬合不好，或下巴後縮

　　鼻過敏如果發生在兒童期，會造成從小用嘴呼吸的習慣，隨著發育成長，用嘴呼吸會影響到上下顎咬合，嚴重者會有咬合不正或下巴後縮等結果。也由於唾液量不足，會造成牙齒問題，如蛀牙和牙周病等問題加重。這類情況因為已伴隨

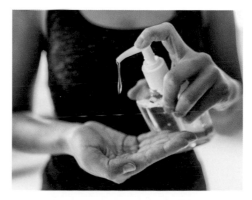

成長過程而定型了，如果想大幅度改善，可能需要牙科、耳鼻喉科等多科的會診治療。

7. 慢性氣管發炎

呼吸道功能不佳者，防護力弱，常因空氣汙染及過敏原直接破壞呼吸道，造成慢性氣管發炎的現象。

8. 胃食道逆流者

胃酸逆流會破壞咽喉的黏膜、聲帶、會厭軟骨的健康，更可能由於胃酸進入氣管，而（直接或間接）影響到氣管健康。

9. 常胸悶或胸痛者

由於氣管的正常溫溼度為 100% 濕度、37 度溫度，所以長期張嘴呼吸會造成氣管溫度、濕度下降，會造成胸部不適，導致胸悶及胸痛。

10. 睡眠呼吸中止症的人

睡眠呼吸中止的病患可能是單純的打呼，這時候是因為張嘴呼吸影響到氣管健康度；但如果是嚴重的睡眠呼吸終止，並合併缺氧時，則會因為缺氧造成多系統損傷，也讓症狀複雜化。

以上這 10 種症狀的人都容易有程度不等的呼吸道問題，其中很多是常見的小毛病，一般人根本不會聯想到竟然會增加肺部感染的機率，但其影響還不僅於此，讓我們繼續看下去。

防疫前線 治標、治本一起做

大部分的人都是在病症的急性期積極治病，但好轉之後就「好了傷口忘了疼」，懶得去治根，但其實呼吸道系統牽涉到的範圍非常廣，包括鼻、口、氣管、肺部，也就是說，還可能影響到過敏、牙齒咬合、臉型發育、轉成肺炎重症的機率……。

除了美觀的問題之外，牙齒發育不良也可能要花很多錢矯正；鼻過敏則會影響到學習的專注力；而肺炎更可能留下纖維化等後遺症，甚至可能導致免疫風暴而死亡。

所以，在呼吸道新興病毒盛行時，除了可加強環境控制之外，若行有餘力，最好能根本性地改善呼吸道環境，注意環境及過敏問題，若能從小處做起更好，可奠定健康

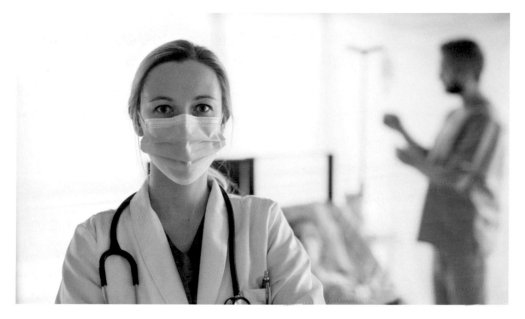

的基礎。

以下周百謙主任列舉了多種方法，看看你能做到多少；或許，還能順便治好鼻過敏或氣喘。

從結構上根本改善呼吸道環境

1. 睡覺時打呼或流口水：要注意鼻過敏及鼻子結構問題。尤其是還在發育期的兒童，越早處理，持續維持性治療及專業評估，越能促進口腔的良好發育。

2. 透過藥物及非藥物方式，徹底治癒鼻病。

3. 慢性氣道疾病患者，如氣喘或是慢性肺阻塞性疾病：建議積極治療，適度使用抗過敏藥物，以維持呼吸道功能的「穩定」。

4. 避免拔牙：若一定要拔也要全盤評估拔牙後的咬合型態，是否會影響到咬合位置。

周百謙主任說，先前一些牙科醫師認為「智齒無用論」，認為有蛀牙時智齒一定要拔；但牙齒拔越多，越容易咬合不正、打呼會越嚴重，有些人嘴巴還閉不起來，一閉起來就會痛；而咬合不正也不一定能矯正得回來。所以建議在拔牙前先多找牙醫、睡眠醫學科、耳鼻喉科等相關科別的醫師，做好全盤評

估，盡量避免拔牙；並做好牙周病治療，或是拔牙後盡早進行植牙，或許可以降低這些可能風險。

5. 矯正牙齒：若要矯正牙齒，請不要只顧美觀，咬合更重要。如果已經是成人，牙床、上下顎的結構已經長好了，想要做矯正時，不要只顧美觀，美觀不一定可改善咬合，改善咬合才可能改善睡眠品質，切勿為了美麗犧牲下半輩子的睡眠。

外在環境控制、輔助法

1. 天冷時、呼吸道病毒流行時，出門可戴口罩，保持口鼻濕度。

2. 室內可用空氣清淨機，睡眠時盡量離床頭越近越好。

3. 室內可開除濕機，濕度維持在 60 ～ 70％，可降低過敏原的孳生。

4. 使用室內空調時，室溫盡量不要和室外溫度差別過大。譬如天冷時可開暖氣維持，但不要在冬天把暖氣開到 24 度以上，容易使得氣管無法適應戶外的溫度。若室內、外溫差大，出門時記得用口罩調節溫溼度，降低鼻腔負擔。。

5. 平時要提醒自己，在放鬆時也要閉好嘴巴，比較不會口乾。

6. 部分病患透過「側睡」可以

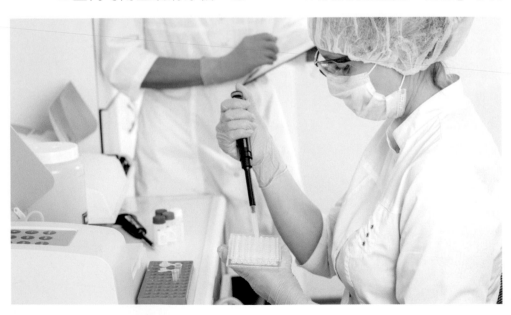

減少下顎後縮所引起的張嘴呼吸，但此時枕頭高度會是關鍵。

7. 症狀輕微者如果鼻子的過敏控制不錯，但有輕微咬合問題時，睡覺時可用透氣膠帶貼嘴唇，可望改善打呼、口乾。

8. 如果側睡、貼透氣膠帶對症狀改善有限，可能是結構性的問題較嚴重，建議就醫諮詢。

在台灣，大家都有「戴口罩、保健康」的習慣，在新冠肺炎期間因為大量使用口罩，也成了領先全球的保命之道；除了隔絕病毒、細菌的侵襲之外，也有一定的保溫保濕功能，而且嘴巴就不容易因過度放鬆而張開，同時讓鼻腔可以休息，維持最佳狀況。

周百謙醫師分享，目前台北醫學院附設醫院已經在研發具有加溫、加濕功能，同時夜間可用的口罩，以後有了這類功能性更強的工具，連嚴重的鼻過敏患者、氣喘患者、唾液分泌量少的老人等等情況較嚴重的人，都可以順利地度過病毒好發的乾冷冬季。

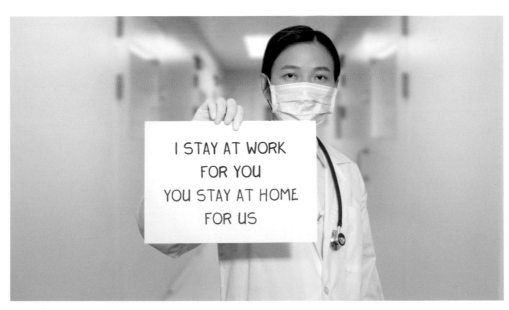

細菌、病毒不近身，消毒水怎麼選才對？（上）

採訪整理 / 葉語容

使用消毒水　重要小提醒

1.「靜置時間」很重要：
- 酒精、一般的消毒水至少需要15秒以上的靜置，再擦拭，才能達到較完全的殺菌效果。最好靜置達1分鐘以上(可詳閱各產品使用說明)。
- 75%酒精揮發快，想完全殺菌必須一次噴很多。而一般人習慣只按壓幾次，噴上物品之後又立刻擦拭，雖然擦拭能去掉部分髒污或細菌、病毒，但是殺菌效果有限。
- 用稀釋漂白水消毒物品，建議靜置5~10分鐘再擦拭；如果要浸泡，可泡30分鐘後再清洗掉。

2.稀釋漂白水，請注意安全：
- 漂白水僅可用於環境消毒，不可用於人體，對肌膚傷害大。
- 稀釋時請帶手套、口罩，且必須在通風良好處。

一般大家最熟悉的消毒水就是「75％濃度的酒精」，但很多人不知道，75％酒精無法消除所有種類的病毒。反而是市面上只要有「可殺菌99.9%以上」等字樣的「消毒水」，不論成分是什麼，都能夠廣效地殺滅多數的病毒（及細菌）。

一直以來，消毒水市場的爭議都不少，主要原因是「消毒水」的原理本來就是藉著有效成分的腐蝕性、破壞力，來殺滅細菌，因此成分過量了就可能傷害人體。還有，某些消毒水只適用於「環境」清潔消毒，法規上規定不可用於人體，所以有爭議存在。

而可以用於「人體」的消毒水，除了要具有一定程度的消毒力之外，還要對人體溫和、無毒性，最好能取得與「人體」相關的檢驗通過。

總之，選擇消毒水要看的是「用在哪裡」、「何種物質在什麼濃度，不但具有足夠殺菌力，又不會對清潔的標的物造成傷害。」以下就讓我們來一一看清楚，如何辨別適合環境用、人體用的消毒水。

Q1：為什麼政府不斷宣導「濕洗手優於乾洗手」？

A1：因為乾洗手不能徹底根除病毒、細菌。

有些人懶得濕洗手，喜歡用乾洗手來代替，但其實乾洗手只能殺滅病毒（及細菌），並不能真正去除髒污。但是，病毒（及細菌）可能被包覆在這些汙垢當中，如果只用乾洗手，就只能殺滅外層的病菌，以及病菌的繁殖物，至於被汙垢所包覆的病菌，卻難以完全殺滅去除；所以只用乾洗手，雖然可以暫時殺菌，但隨著時間過去，病菌依然會繼續孳生。所以，乾洗手只是濕洗手的「暫時替代法」，類似「治標不治本」的概念，不宜過度依賴。

很多人以為自己的手很乾淨，但其實在人的分泌物中、環境裡多多少少都有一些「油汙或蛋白質」，這些都容易包覆住病菌，形成潛在危害。譬如有人推出了一種可以將自來水分解成次氯酸水的機器，像三明治大小、可以隨身攜帶，標榜適合旅行用，加水就可以拿來浸泡襪子，泡完約 30 分鐘之後，臭襪子真的一點臭味都沒有了。

這就是「抑菌、抗菌」的概念，但無法徹底殺菌，因為上面的髒污仍然沒被徹底去除。這類產品如果用來消毒內褲，就有可能引起私密處的感染，所以還是要留意一下。然而，濕洗手的洗劑不論是哪種，不論是否有添加酒精或其他消毒殺菌的成分，都具有徹底殺菌的功效。

Q2：酒精對於哪些病毒無效？

A2：對「無套膜病毒」無效。

「細菌」跟「病毒」是不同的病原體，細菌是生物，有一般細胞的正常結構；而病毒並不是有機生物體，只能稱作是一種「帶有生物

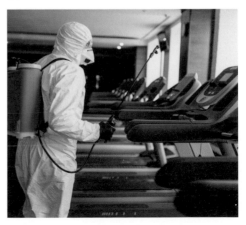

訊息的片段」。酒精在這兩者的殺菌上，具有不同的功效。

　　７５％濃度的「藥用」酒精是合法的消毒藥品，最常被使用來消毒，但是，在發生疫情的時候，即使再怎麼勤勞地噴，但如果不先搞清楚，想殺滅的是哪一種病毒（或細菌），那麼有可能徒勞無功，像是常見於兒童的「腸病毒」就不能被酒精殺死。

　　病毒又可依照「有、無外套膜」來概分為兩大類；因為75％酒精的殺菌原理是「脫水作用」，可以將病毒的外套膜（或細菌的細胞膜）的水分吸乾，使病毒（或細菌）無法繼續存活，所以它只對有外套膜的病毒，以及細菌有效，對另外一類「無外套膜的病毒」就無法殺滅。因此，想要殺滅這類「無外套膜」的病毒，必須另尋殺菌劑。以下是無套膜、有套膜的病毒舉例：

有外套膜病毒：（75％酒精有效）

　　‧ＳＡＲＳ、新冠肺炎、ＭＥＲＳ……等病毒—冠狀病毒，常出現呼吸道症狀。

　　‧Ａ型流感、Ｂ型流感……等病毒—正黏液病毒，常出現類似感冒，但發燒、肌肉痠痛、呼吸道症狀都容易更嚴重。

　　‧伊波拉、馬堡……等病毒—絲狀病毒，症狀常是發高燒、嘔吐、腹瀉、皮膚紅疹或出血。

　　‧Ｄ型肝炎病毒

無外套膜病毒（75％酒精無效）

　　‧腸病毒、輪狀病毒、諾羅病毒—腸胃道症狀

　　‧Ａ型肝炎、Ｅ型肝炎—病毒性肝炎

　　‧水痘病毒—水痘、帶狀皰疹

　　‧人類乳突病毒—可能引起子宮頸癌、生殖道疣……等。

　　‧腺病毒、鼻病毒—引起發燒、咳嗽、上呼吸道等症狀，即「一般感冒」。

　　看到以上有多種跟腸胃道、水痘、感冒有關的病毒，都不能被酒精殺死，就可以理解為什麼還有那麼多種類的消毒水可以在市場上繼續熱賣了。

Q3：銀離子、次氯酸、季銨鹽、

二氧化氯……哪種比較好？

A3：可依使用需求、檢驗報告來選擇。

消費者可能會發現，市面上有些廠商會批評另一種成分的消毒水，來宣稱自己的產品最好，廣告文宣常把消費者搞得一頭霧水。其實，目前的消毒水市場的確很亂，因為消毒水的特質是用「腐蝕性」來消毒，當濃度太高時就可能傷人體，但消費者很難一一去弄懂每種產品的原理、適合的濃度等等各種因素。但其實挑選的方式也沒有這麼困難，只要抓到以下兩大重點即可：

挑選重點一：評估使用需求—是要用於「環境」或「人體」、長效或短效

首先可以評估使用上的需求，因為不同的消毒水適用在不同的地方，各種產品也有各自的特性，例如：

挑選重點二：認明檢驗報告—抗

種類	長效或短效	用途
稀釋 100 倍的漂白水	長效、緩釋	政府建議用於環境消毒；且不能用於人體，對人體有傷害。
稀釋 10 倍的漂白水		政府只建議用於馬桶清潔。
銀離子、季銨鹽、二氧化氯		可用於不方便一直補擦的情況，譬如使用頻率不高的門把、檯面，或行為不容易掌控的嬰幼兒等等情況。
次氯酸水	短效	次氯酸水的效果不能噴一次就持續很久，噴一次就只有那一次殺菌的效果，作用完就失效了，但有些人反而喜歡這樣的產品，因為它價格便宜且性質溫和。

菌力及人體測試

雖然很多廠商都附上「抗菌力測試」報告，但消費者多半只是把檢驗報告當成參考閱覽用，但其實這每一張檢驗報告都要花費廠商幾十萬元，謹慎地去送驗，是重要的參考。而且，最好認明是「知名」的檢驗機構所做的報告，比較有公信力。

其實，在檢驗報告中也有貓膩，有些無良的廠商會利用公文來影射，或者解析度不佳的檢驗報告圖片，來誤導民眾，如果消費時沒有仔細看，還以為內文真的跟廠商的宣稱是一樣的！所以購買之前要先確定這張檢驗報告，指的就是這項產品，檢測通過的項目也應該正是廠商所訴求的內容。

如果要買消毒液來當乾洗手，就應該檢查是否有「無細胞毒性」、「無肌膚刺激性」等檢驗報告，不應該只有抗菌力報告。雖然，有些產品或許真的很安全，碰觸人體不一定會造成傷害，但是如果要長期使用，最好還是兩類報告都有比較謹慎。

在現行法規上，消毒水是否能當成乾洗手來用，是有灰色地帶的，這點在後面的法規篇會有詳解。不過，當國家需要驗證某項產品，或者給予某項產品合格的法律地位、字號時，有時需要廠商出具檢驗報告，據食藥署表示，目前食藥署本身並沒有自己的檢驗單位，報告也多是由國內少數幾家有公信力的檢驗機構所出具的；換句話說，這幾家少數有公信力的機構（像是 SGS、台美檢驗機構）所出具的報告，必須慎重看待。

另外，有些產品的「研究報告」會跟「檢驗報告」結論不一致，令人越看越昏頭！譬如新冠肺炎時，有一半的專家說次氯酸水可噴手、可漱口、美國國家衛生研究院認可等等，但也有專家引用報告說「不建議」。這類情況也可能發生在其他種類的消毒水上。

歸咎其原因，是因為做研究時用的濃度（高）、純度（高），跟市面上販售的次氯酸水不一樣，而且更重要的是，次氯酸水的種類很多，有些產品中次氯酸的純度、濃度可能較低，或者還含有其他成分，

但是這些重要差異，幾乎都沒有詳列出來，各家廠商跟政府、學者在爭議時，並沒有釐清彼此的差異，而這些不同的消毒水都統稱為「次氯酸水」，所以當然會有「公說公有理，婆說婆有理。」的情況；由於兩方爭論的物質並不相同，當然爭執再久，都不會有結論。

以此為例，購買消毒水時，消費者與其去被這些資訊弄得「霧煞煞」，不如直接查閱檢驗報告，包括「抗菌力」與人體相關的一「無肌膚刺激性、無細胞毒性」等項目就可以。因為許多可消毒的化學物質都具有毒性，即便是像國際上有爭議的三氯沙等成分，只要濃度降得夠低，都可能對人體無毒，針對「單一產品」的檢驗報告才是重點！像是我國正式核可的「ＸＸ牌藥皂」中，就有含「三氯沙」，可以合法的原因是因為它的濃度夠低。

所以這個觀念很重要一「檢驗報告往往比研究報告值得參考」。

不過，弔詭的是，即使沒有取得無肌膚刺激性、無細胞毒性等報告，也不代表這個產品就「一定」對人體有害，只不過有通過檢驗或國家認證的產品，品質有保障，產品穩定性也較高，這些牽涉到「製程」的內容，在後面的篇幅也會詳述。

細菌、病毒不近身，消毒水怎麼選才對？（下）

Q4：法規上，「環境」用、「人體」用有何差別？

A4：合法是品質保證，但不合法卻未必有害人體。
環境用、人體用的主管機關不同，有灰色地帶

政府為了管理的需要，把消毒水分成很多等級，一般我們在市面上看到的「環境用」消毒水是屬於「一般商品」，主管機關是經濟部；但是依法可用於「人體」的消毒水，卻是屬於衛福部食藥署的管轄。其中「只有」醫材類、藥品類、化粧品廠製造這三大類產品，可以使用於人體。

消毒水種類

依法分類	主管機關	備註
一般商品	經濟部	目前市售可買到的小瓶裝消毒水，多數屬於一般商品。
可用於人體	衛福部（食藥署）	又可分為醫材類、藥類、化粧品類。（最常見的是藥用酒精）

　　然而，上面曾提到了「沒有檢驗報告不代表這項產品傷人體，但有報告才有保障。」這種觀念也適用於法規層面；並不是所有環境用消毒液都會傷人體，但是，屬於這三大類的產品，用在人體上才有保障。

　　但，這就是爭議所在，因為要取得三大類的資格，門檻很高，一項產品要拿到政府的核准而適用在人體，常要投資幾千萬元在製程或廠房設備（GMP廠）上，有些還要通過動物、人體臨床試驗才能過關。

　　有些廠商雖然沒有取得三大類的資格，但自認產品夠溫和、好用，於是自行向檢驗機構取得對肌膚、人體溫和等相關的檢驗報告，所以也不願放棄「可以當作乾洗手」的宣稱，因此，到底這些沒有三大類資格的產品，是否可以宣稱為乾洗手，就是一個灰色地帶；不過，因為實務上只要廠商的文宣上並沒有宣稱可以用於肌膚上「消毒、殺菌」等字眼，依法政府目前也無從開罰。所以，這其中顯然還有矛盾存在。

　　這個問題在新冠肺炎肆虐的期間，曾引起不少專家、廠商的爭議與對立，像是次氯酸水向來被許多粉絲視為溫和又有效的消毒水，在母嬰界已流行了十幾年，當時卻被政府宣導為「不建議用來乾洗手」於是引起了爭議。

　　但是，次氯酸水其實已有醫材用品，醫用品甚至也被核准可用來消毒傷口、黏膜，既然如此，怎麼可能「都不可用來噴手」呢？從另一個角度來看，既然不建議用於乾

洗手，為什麼有不少廠商這樣宣稱（甚至當成品名「ＸＸ牌乾洗手」），但政府也沒有開罰呢？

也就是說，政府其實是根據法律條文的規定來辦事，但民眾關心的是「究竟是否有效又不傷身」，著重的點不一樣；而政府即便在防疫期間也需要依法行政，所以形成了這樣的灰色地帶。

對此知名皮膚科醫師邱品齊在接受媒體訪問時，也談到：「建議在三大類之外，可以思考另外設立一種新的產品類別來管理，也就是『人用防疫產品』。研究看看用何種方式來管理這些目前於法不建議用於肌膚，但實質上又有需要用在皮膚上，而且有殺菌、消毒功能的物質或產品。如果可以因此做好管理，才是理想的解套出路。另外，這類陷於兩難的產品，並不只有次氯酸而已，像是奈米銀、二氧化氯以及四級銨衍生物也都遇到類似的問題。」

也就是說，有些產品雖被歸類於「環境用」，但其產品不一定會傷人體，廣大的消毒水市場還有待政府未來能對廠商做好管理，將產品做出詳細的成分標示、評估、分級，才可能物盡其用、安全有效地使用，否則，疑慮就會繼續存在。

這就是為什麼，疫情期間很多網友抱怨，明明聽起來是同樣的物質，濃度也差不多，但有些產品的標價卻硬是多上好幾倍？歸究其原因即是如此，總之「環境用」、「人體用」的產品成分組成、品質都不會完全一樣，三大類的產品一般來說成本也較高、品質較穩定，當然比較貴。所以究竟要買哪一種，眼下消費者恐怕也得自己多留意檢驗報告的內容了。

人體用—可認明許可證、GMP、化粧品廠製造

想購買人體適用，又合法的消毒水，可以觀察是否有醫材、藥品的合格字號，通常取得這類字號的廠商，都會很積極地在產品介紹上標註合格字號，以證明自己取得難得的許可證；或者，因為醫材、藥品的製造商都必須符合 GMP 製程，所以也可能標註上「GMP 廠製造」

等字樣。

但是，有一類產品不一定有字號，卻也可合法用於人體，就是「化粧品」類。由於化粧品類目前分成兩種，一種是不必申請許可證（合格字號）就可以銷售的「一般化粧品廠」，也就是製造廠只要是合法的化粧品廠，這項消毒水產品就不需要向食藥署申請許可證。

而另外一類，是「特定用途化粧品」，這一類是必須在正面表列的18項名單中的物質，想要製造、販售就必須向食藥署取得許可證才行；當然這類產品通常廠商也會積極地將

字號放在產品簡介裡，消費者不太容易漏看。

不過值得提醒的是，字號中有所謂「粧廣」的字樣，這是舊法中的字號，現在已不適用。「廣告」用的字號並不等於產品的許可證，只要看見字號中有「廣」字，但廠商又宣稱這是產品許可證時，消費者可進一步到以下的資料庫去查證。

以下的兩個連結，分別是三大類的資料庫，可以查詢合格的字號，以及製造廠是否為化粧品廠。

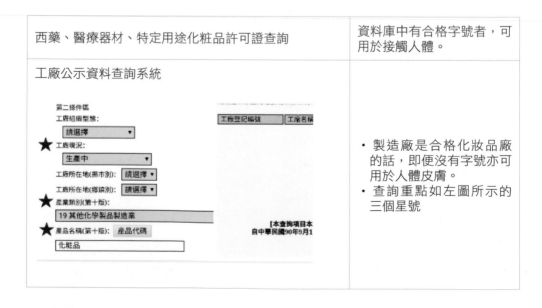

西藥、醫療器材、特定用途化粧品許可證查詢	資料庫中有合格字號者，可用於接觸人體。
工廠公示資料查詢系統	• 製造廠是合格化妝品廠的話，即便沒有字號亦可用於人體皮膚。 • 查詢重點如左圖所示的三個星號

Q5：次氯酸水到底能不能用？

A5：討論能不能用之前，應先搞懂究竟談的是「哪種」次氯酸水。

在新冠肺炎盛行期間，次氯酸水引起的爭論很多，包括上面提到的法規灰色地帶，這是消毒水的「市場共業」，除此之外，次氯酸水本身還有著以下的幾個迷思；在一來一往的口水戰之中，曾引起很多誤會，也讓已經使用了十幾年的廣大母嬰族群，感到心驚。就讓我們來一一釐清：

迷思一：次氯酸水就是漂白水？

像是次氯酸水、漂白水、二氧化氯溶於水、（游泳池常用的）氯錠溶於水……等等多種方式，都是使用類似的原理來殺菌，最終會產生的有效殺菌成分是「次氯酸」或「次氯酸根離子」。粗淺地說，有點類似同一對父母生的不同小孩，雖然長得像，卻不完全相同。而漂白水的主要成分是「次氯酸鈉」，雖然跟「次氯酸水」只差一個字，但其實兩者是不一樣的物質，使用的方式、適用環境都不太一樣。

迷思二：氧化完就變成水，所以

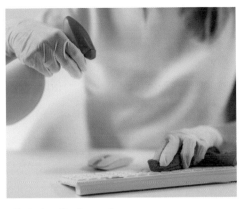

「次氯酸水＝水」？

曾有醫師在電視上講出「次氯酸水噴在空氣中，氧化完就變成鹽跟水了。」這樣的話，讓很多網友以為，次氯酸水跟水一樣。但其實問題是出在網友不理解「氧化」的意思。

首先，由於次氯酸水種類很多，某些以「食鹽水」電解而成的次氯酸水，在氧化完之後的確是變成鹽跟水，但並不是每一種次氯酸水氧化完的產物都一樣，此外，氧化後成為什麼也不是重點，重點是「消毒原理是氧化」，指的是它是藉著「氧化原理」來進行消毒殺菌作用。

中正大學生物醫學科學系李政怡教授曾在媒體受訪時指出，次氯酸水具有「強氧化力」，藉著把病

菌氧化，來殺滅病菌。如果噴在空氣中，但沒有接觸到病菌，次氯酸水也同樣會氧化而失效。（所以，如果想消毒的是桌面，就應該直接噴在桌面上最好，而非噴在空氣中，讓它落下。）

　　一般來說，次氯酸水的確是比較容易失效的一種消毒水，一般廠商會建議消費者在 3 個月～ 6 個月內用完，這是因為多數的次氯酸水遇光、遇熱、大量接觸空氣，很快就會降解成水而失效，所以如何保存也很重要；簡單地說，「越新鮮的越好」。

　　而它在失效之後，還會留下水，所以外觀看起來跟新鮮時沒有兩樣，從外觀不容易判別，所以才會有醫師把它講成類似水一樣的物質。雖然消毒水跟水的確有 99.9 ％以上的成分是一樣的（可能是自來水或純水），但是，差別只是在那其中的百萬分之 50、100 或 200……的微少消毒成分，差別卻真的「差很大」！

　　所以，如果聽到有人說「99.9 ％以上是水，所以沒效」，這種說法肯定是不懂消毒水，或是在惡意攻擊，

因為，次氯酸水的最主要成分本來就是水，但最重要的卻是它那百萬分之幾的微少有效成分！它跟 75 ％酒精中，大部分是純酒精、僅有 25 ％的水，這種原理是不一樣的。

　　想要知道次氯酸水是否還有效，可以購買「測氯試紙」來檢測較準確。或者，認明 GMP 廠製造的，其效期就有品質保證。另外，因為次氯酸水的主要殺菌成分也是「氯」，所以會有淡淡的氯味道，跟游泳池水常有的味道一樣；所以，「聞聞有無淡淡的氯味」雖然是較不準確的方式，但也可以當成參考。

迷思三：次氯酸水不能在通道噴人體滅菌？

　　曾有知名皮膚科醫師對「次氯酸水」通道表示反對意見，這點也令人納悶，如果使用的是「三大類」的產品，難道也不能用嗎？

　　首先，次氯酸水通道要看它使用的是哪一種次氯首先，次氯酸水通道要看它使用的是哪一種次氯酸水，（市面上商業化的）次氯酸水大致可以分成以下四種製作方法：

製作原料	製程方法	成品酸鹼度	備註
食鹽水	電解法	偏鹼性	含有濃度不低的「次氯酸鈉」成分
稀鹽酸		弱酸性	這種產品在台灣只有少數一兩家廠商在做。
醋酸＋次氯酸鈉	配方法	偏弱酸性	使用配方法，當材料的濃度太高就可能生成大量氯氣、造成危險，所以大多是三大類廠商的專業廠房在使用。
鹽酸＋次氯酸鈉			

　　其中第一種佔市面上的多數，上網就可以買到家用型的機器來自製，最便宜的只要一千多元，做出來「混合溶液」是偏鹼性的。這種產品，裡面「次氯酸鈉」的濃度是次氯酸的三倍，例如設定要做 200ppm 的次氯酸，但溶液裡也會有大約 600ppm 的次氯酸鈉。但是，因為 600ppm 已經高於「漂白水稀釋 100 倍」的濃度了，所以如果政府都已經建議「稀釋100 倍的漂白水不宜接觸肌膚」了，那麼這種次氯酸水當然也不適合碰皮膚，更不要說做成消毒水通道。

　　「電解食鹽水」的成品偏鹼性，不適合接觸肌膚，但市售的產品卻多由這種方式製造出來，目前市面上的次氯酸水品牌，至少有 9 成以上都是使用這種製程；只不過廠商通常不會去販賣鹼性的「混合溶液」，廠商會把其中的次氯酸鈉分離掉，只取其中次氯酸的部分來販售，所以產品還是多為弱酸性，使用時原則上還是安全的。

　　後面三種次氯酸水，如果具有可以接觸肌膚的檢測報告，或三大類認證，當然可能對肌膚較無害，但是因為價格也較高，通常較不可能拿來用在通道上。

　　所以，在討論次氯酸水能不能使用之前，重要的是要先搞懂「我們在談哪一種？」這樣討論起來才有意義。再次提醒讀者，重點是自購機器製做出來的次氯酸水，如果是偏鹼性的，請不要用來做為肌膚消毒使用。

第四章

中醫治病毒，
成效竟然很不錯！

中醫治病毒，成效竟然很不錯！

一般人對中醫的印象是比較偏向「保守治療」，但其實這個觀念不完全正確，中醫在很多方面的療效不錯，而且對症狀的治療也快。中醫講究「望、聞、問、切」，這是從外在觀察症狀，再推導體內環境是否健康的療法。

它與西醫不同的是，西醫強調的是「有效成分、濃度」，尤其在新興傳染病發生的時候，西醫既希望能快點研發出疫苗、藥物，又希望能夠對人體無害；這樣的期待，同時也會讓人在等待疫苗、解藥的期間，在心理上產生不確定感。

然而，中醫是由幾千年前的傳統理論延伸而來，現代的中醫師根據古方，並觀察傳染病的特質，以及病患的實際症狀，先去處理主要症狀，等到主要症狀緩解之後，顯示急性階段已過去，患者的自癒力逐漸戰勝外邪，就走在了康復的道路上；所以，中醫對抗傳染傳染病，靠的是人體本身的自癒力。

然而，在新冠肺炎的疫情中，肺炎的初發地中國，將中醫當成第一線用藥，成效竟然相當好，這現象讓人信心為之一振，證明了治療並不是只有單一的路可走，也減少了許多迷惘與擔憂。台灣後來也研發出了「清冠一號」，用十種藥材搭配取得了良好的療效。

本章讓我們來看看，中醫師眼中的病毒、新冠病毒，跟西醫的看法，有著什麼樣的差異。

中醫養正氣而非殺病毒 四季抗病體質這樣培養

受訪諮詢／玉璿聯合診所中醫師、家醫科醫師張家瑞

中國古代的人並不知道什麼是「病毒」，對於大規模、傳播快的流行性傳染病，都稱為「瘟疫」、「疫癘之氣」。對於瘟疫的治療，

沒有一定的準則，這是因為每一波的瘟疫，其特質多有不同，甚至同一波瘟疫在各地患者身上，造成的普遍症狀也可能不同，這是因為瘟疫具有多樣性，也會受到各地風土不同、人們的體質差異，故顯現出不同的症狀。

所以，中醫對於瘟疫並沒有標準療法，是觀察患者的症狀，再給藥來解決症狀，並調養體質，最後恢復健康。中醫看待瘟疫的角度，是描述它給身體帶來的影響。

譬如某一區的患者染上新冠肺炎這種瘟疫之後，多數呈現肌肉痠痛、喉嚨癢、拉肚子等寒性症狀，又在體質較濕的人身上病況容易加重、難治

癒，就表示在這個地方流行的疫病，偏向「濕寒」的特質。不過這通常都是肇因於疫情擴散時，當地的氣候較寒冷，也有寒氣入侵人體的狀況，所以最後發生的症狀多偏向寒性。相對地，較熱的地方，人們則出現較多「濕熱」的症狀。

另外跟西醫相比，中醫的療法並不直接撲殺病毒，而是主張涵養人體的正氣。中醫相信，只要正氣足夠，外邪即使接觸到人體，也無法入侵、使人生病，即所謂「正氣內存，邪不可干」。

以下，本篇請到玉璿聯合診所中醫師，同時也是西醫家醫科的醫

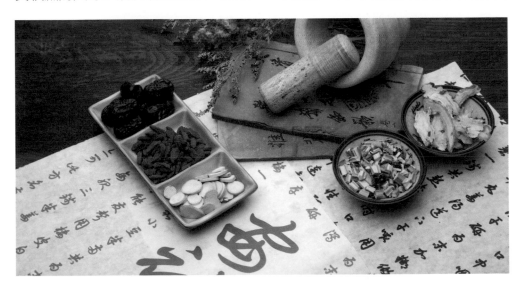

師張家瑞，從中、西醫兩方的角度，為讀者分析「中醫眼中的病毒」，並教導大家，在新興傳染病逐漸增加的時代，如何調養體質才能養出長久的抗病力。

風寒暑濕燥火描述瘟疫的特性

「風、寒、暑、濕、燥、火」是中醫的六氣，指的是外在氣候變化的六種現象；當氣候的變化不按時序進行，特別是氣候異常的時候，這六種元素就容易入侵人體而造成疾病，於是也被稱為（外感）「六邪」、「六淫」，大意如下：

風—即一般人所知的「吹風」而感冒。

寒—指的就是「寒冷」、溫度低。

暑—即「熱氣積聚難散」的現象。

濕—濕氣過重、「水分太多」。

燥—水分不足。

火—就是中醫講的「上火」。

其中火邪、暑邪聽起來相似，但有何不同呢？張家瑞醫師分析，在中醫生理中有講到氣血，暑邪是熱氣侵犯到人體的氣分（表層），症狀比較輕微，譬如中暑。火邪是熱氣侵犯到人體的血分（深層），症狀比較嚴重，通常會流鼻血、血尿、痔瘡出血或腸胃道出血，甚至最嚴重的是敗血症，導致泛發性血管內血液凝固症的大出血。

六淫對中醫來說，是典型的疾病，各有治療的原則。然而六淫有時會單獨入侵人體，但也常常是兩種以上相伴發生，例如「風寒」指的是吹風後又受涼而感冒，而「暑濕」指的是夏季的中暑、或暑氣伴隨濕氣累積在體內難以排除的現象。

如果乍聽到這些專有名詞，會覺得它們跟描述瘟疫症狀的說法很像，這是因為瘟疫並非典型的疾病，所以借用六淫的名詞，來描述瘟疫的「症狀」，再根據症狀來治療。六淫跟瘟疫雖然有些症狀是類似的，但致病原因大不相同，而且瘟疫變化多端，病程發展快速，特別是每一波瘟疫的性質常常不同（病毒種類不同），造成的症狀也不同。

六淫跟四季的變化息息相關，跟中醫的養生之道也關聯很深。如果把六淫拆開來一一細看，跟四季的關係是：春天多「風病」，夏天多「暑」病、「濕」病，秋天的疾病多與「燥」（秋天空氣中水分太少，或者體內水分太少）有關，而冬天的疾病多與「寒」有關。也就是說，從中醫的角度來看，四季的更替不斷，身體也持續受到外界六氣的變化影響。

瘟疫好發期多在冬季　七成瘟疫是寒邪

傳染病的特質本來就難以捉摸，每種病毒有它的個別的特性。張家瑞醫師分析說，譬如冬天易流行的輪狀病毒、諾羅病毒、流感病毒等，多與寒邪相關。夏天好發的登革熱、腸病毒，多與暑邪或火邪相關。以上這些病毒都有較強的季節性。但是也有些病毒，例如引起一般感冒的鼻病毒與腺病毒則是一年四季皆有，這種病毒則多與風邪相關，如同中醫常說的「風為百病之長」。

張家瑞醫師指出，中醫認為約 7

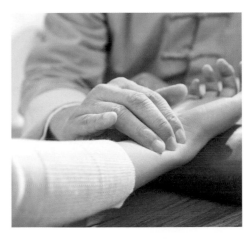

成的瘟疫與「寒邪」有關，這跟西醫認為冬天是病毒好發的季節，兩者概念是相近的。但是，某種病毒容易在哪個季節流行，在哪些條件下有較好的活性，則跟每種病毒個別的特性有關。這個原理就跟有些人怕冷、有些人怕熱一樣，病毒也有自己的特性。譬如冬天好發的病毒，中醫認為其特性多與「寒邪」、「濕邪」有關，而夏天好發的病毒，則與「暑邪」、「火邪」有關。

瘟疫的多變性，也受到地域的影響，譬如新冠肺炎，在中國北方跟南方的患者症狀就不同，兩派的中醫對於此病的看法也不同，北方認為是寒濕之邪，南方認為是濕熱之邪；說穿了，這都與當地的風土

氣候、人的體質有關，所以各地有差異也是正常現象。

若從西醫角度來看，這類（ＲＮＡ）病毒突變的速度很快，疫苗、解藥研發的速度可能趕不上突變，這點在未來仍一直會是西醫的隱憂；但是從中醫角度來看，治療上的差異反而不是那麼大。

傳染病可能在夏季大流行嗎？該怎麼預防？

雖然多數病毒在冬天的活性較強，但因為病毒的多樣性，實在很難斷定（未來）夏季就一定不會有致命病毒大流行的可能。張家瑞醫師說：「因為目前新冠病毒的來源眾說紛紜，但既然它有愛滋病毒跟冠狀病毒的結構，就有可能是人造的。倘若未來真的有人造的病毒，是特別適合在夏天生存的，就有可能在夏季也發生大流行。」

這樣的假設現在看來雖然像是奇想，但卻不無可能；甚至可能不只有冬、夏兩季而已，畢竟「病毒是否可能適應四季的天氣，而長年在地

球上生存呢？」這個問題，不也正是許多專家尚在疑慮跟擔憂的問題嗎？！事實上，在本文截稿的 2020 年夏季，新冠病毒並未完全滅跡，也在世界各地造成新的疫情，顯示它在夏季仍有一定的活性。

所幸，雖然從西醫的角度來看，是須等到有了病毒株才能製造疫苗、解藥，但從中醫的角度，有方法可以及早培養免疫力。雖然外在有六邪、有瘟疫，但內在的體質調理卻是我們自己可以掌握的。

中醫的目的是將體質調到中性，中性體質具有良好的正氣，不容易被外邪入侵。張家瑞醫師解釋，譬如夏天容易暑濕，如果夏天的中暑沒有解除，人體內的正氣、免疫

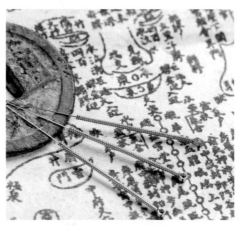

力下降了，一直累積到秋冬仍未改善的話，又加上燥邪、寒邪等元素交相影響，就變得較容易生病。所以正氣的培養是長時間累積而來的，平時就要留意隨著天候的變化，做好體質的維護。

季節	易引發的外感類型	養生之道
春	風邪	・ 天氣忽冷忽熱，小心易吹風感冒。 ・ 冬天剛過，許多人體內仍有寒濕之氣，乍暖還寒時容易得風寒，要留意去除寒氣及排濕。（防風與羌活是不錯的藥材選擇。）
夏	暑邪、濕邪、火邪	・ 注意散熱、排濕的技巧。例如：適度吹冷氣、適度排汗、適度吃降火食物、注意室內溼度的調控等等。調養成不易中暑，體內不過度累積濕氣的體質。（薏苡仁、綠豆、蜂蜜是不錯的選擇。） ・ 不論吹冷氣或吃（冰）涼的食物，注意不要短時間內溫差過大，要預留給身體緩衝的時間。
秋	燥邪	・ 可吃些潤燥、幫助保留體內水分的食物，譬如：梨、蜂蜜、南瓜、蓮藕、山藥、白木耳、秋葵等等。 ・ 少吃辣，多吃酸味食物。 ・ 以中藥方來說，麥門冬湯是不錯的選擇。
冬	寒邪、濕邪	・ 隨時注意「保暖」。 ・ 「運動」可促進血液循環，「流汗」也有排除體內濕氣的效果。 ・ 讓冬天的陽光曬到頭頂的百會穴 10~15 分鐘，也可以提振身體的陽氣與免疫系統，來預防冬天的感冒。 ・ 生薑是不錯的選擇，所以寒流來時，喝一點熱的薑母茶來預防冬天的感冒與鼻塞流鼻水，非常有效喔！此外，薑的選擇是直徑越大，也就是越粗的老薑效果會比較好。 ・ 以中藥方來說，麻黃湯是不錯的選擇。

提醒：
養生之道是民眾在日常生活中可以實行的保養法，例如生活作息正常，不要熬夜，規律運動，不要常喝冰的飲品，或灸足三里穴等。但如果不適感在自行調養幾日後無效的話，還是建議應就診。

新興傳染病沒藥醫？ 別怕！中醫治新冠肺炎有效率逾9成－（上）

受訪諮詢／中醫師公會全國聯合會副秘書長郭哲彰

在新冠肺炎初發時，台灣非常幸運地擁有強大的公衛實力與經驗，在巴西、美國等國家還在大規模「埋屍」的時候，台灣才幾個月的時間就安定下來、持續零確診、免於恐慌；不過，全球都了解的是，想要真正地安下心來，還是要等到疫苗、解藥的問世之後。

然而，發源地中國在這次也有了意外的收穫，從2020年2月開始，中國便將中醫納入第一線的治療；統計到了3月13日左右，在十個省份共1261個案例中，使用「清肺排毒湯」來治療的成效，有效率高達97%；且在這1261個人中，原本是輕症的人竟然沒有一個轉成重症。

這意味著什麼？表示這次使用的「清肺排毒湯」可以有效控制病情；表示在西醫尚未發明疫苗、解藥之前，至少有這樣有效的中醫療法，姑且可以令人暫時地放心了！

然而，這個經驗也意味著，病毒的變異即使非常快速（至本文截稿時，據媒體報導新冠病毒已變異成至少21種），人類還是可能有效地減少它帶來的破壞力。而其原因，就是因為中醫的治療原理跟西醫不同。

以下我們採訪到中醫師公會全國聯合會副秘書長、新世紀中醫診所郭哲彰院長，他在2020年元月份開始就密切關注中國大陸的中醫治療，請他來分析中醫是如何看待這類會變異的「新興傳染病」，又是用什麼原理來控制住疫情的。

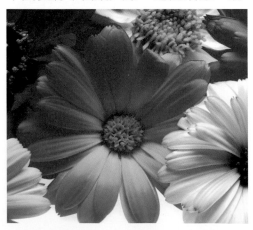

Q1：多數人對中醫的印象是用來「強身健體、調體質」用的，沒想到新冠肺炎疫情流行時，卻可以達到9成以上的有效治療，請問是怎麼做到的？

A1：**調體質的目的是將體質調整到中性，以增加抗病力。發現新冠特色是「侵犯肺經」、「喜濕」。**

　　但是對中醫來說，疾病本身也有它的特質存在，譬如這次的新冠肺炎病毒，一開始並沒有太多人了解它的屬性，會對人體帶來何種影響，但中醫觀察它的特質可以發現：

　　一.它是從鼻咽、上呼吸道進來的疾病。

　　二.第二，它帶來的「症狀」常是咳嗽、發燒、喉嚨痛、倦怠無力……等等。而上呼吸道在中醫的分類中屬於「肺經」，這樣至少初步就可以知道，使用「補肺氣」的湯方，可以強化局部免疫力。

　　後來，疫情擴散開來，多個省份都有案例，但奇怪的是，各地的民眾最普遍呈現的症狀，不完全一樣，所以各地的中醫也對此病有不同的看法。不過，分析了各地的症狀可以得到一個結論：新冠肺炎在感染時主要是被接觸、飛沫傳染，所以即便接觸到感染源的機率是一樣的，跟體質無關；但是，其中「濕性體質」的人可能比較容易致病，且感染後較容易轉成重症，並較難痊癒。因此，中醫就歸納出第二個結論，就是需要多做「去濕」、「排濕」的治療。

　　這個一路觀察、摸索得來的兩個結論，讓中醫更了解到此病毒有「侵犯肺經」、「喜歡濕性體質」的特質，再從這兩方面下手去預防與治療。所以如果未來有其他類似的傳染病發生，雖然其他病毒的特性很可能不同，但中醫的方式也一樣「先觀察其症狀，再給予治療」，這也就是東漢醫聖張仲景所說的「隨證治之」。

　　在傳統的中醫理論裡，並沒有「病毒」這個分類，對中醫來說，它是「非風」、「非寒」、「非熱」的「疫癘之氣」，但這類非典型的疾病，在發生之後經過一陣子的摸

索，治療的方向大概就是依照其症狀、體質，再加上一些解毒、排毒的藥物來給予治療。

Q2：中醫似乎對於新冠肺炎病毒的另外一個奇怪特質—「難以捉摸、多樣化的症狀」也有獨特見解？

A2：症狀不同跟體質、病程有關。

這次中國大陸的中醫分成了兩派看法。北京方面的仝小林一派觀察到，多數病人呈現「倦怠、頭暈、肌肉痠痛、怕冷」等症狀，顯示這個病毒是一種「寒症」，好發於寒冷體質，症狀也偏寒性，屬於「寒濕」派的見解。

但南方派的看法又不同，因為南方的病人多呈現「喉嚨痛、咳嗽、發燒」等症狀，所以以鐘南山為首的嶺南派則認為，這是一種「熱症」，喜歡在熱性體質的人身上發作，也會給人體帶來偏熱性的症狀，這是「濕熱」派。

而根據 WHO 在 2020 年 2 月 28 日發布的考察報告中，發現患者的十大症狀分別是：發燒、乾咳、倦怠、有痰、呼吸急促、肌肉或關節痛、喉嚨痛、頭痛、發冷、噁心或嘔吐。

根據中醫的理論，患者雖然被相同（或類似）的病毒侵襲，但卻有不同的症狀，有兩個主要原因：

一. 由表入裡的過程：

疫邪（病毒）由表入裡、由外而內進入人體的過程中，本來就會產生不同的症狀。譬如：

• 發燒、肌肉痛、關節痛、發冷等—都是「表證」，就是外部症狀。

• 乾咳、呼吸急促、喉嚨痛—是疫邪「進入肺經之後，開始產生熱」的表現。

• 噁心、嘔吐、有痰、倦怠—是「脾胃濕」的表現。

隨著每個人的病程、體質不一樣，會呈現出不同的症狀。

二. 地域性造就不同體質：

北方派、南方派雖然對相同的病毒有不同的見解，但是各自治療該地區的患者，效果卻都非常好。這是因為當地人在該地生活久了，

受到風土的影響，已經產生了相應的體質；像是北方人的體質偏寒涼，所以北方的中醫用較「辛溫化濕」的藥，效果很好，反之南方派用「清熱祛濕」的藥，效果較佳。

所以，因著不同地域的關係，人民的體質不同，感染病毒後的症狀也不一樣，這從中醫的角度來看是正常的。

另外，根據我近期用視訊治療數十例紐約確診病患的經驗，他們的體質也偏寒濕居多，常出現的症狀是「失去嗅、味覺」、「骨盆附近的肌肉痠痛」；有一群人不會咳嗽，但卻一直「拉肚子」。整體看來，這些都是偏「寒濕」的症狀，但仍有個人的差異性存在。

中醫對新冠肺炎「症狀多樣化」的看法

體質分類、病程	常見症狀	用藥原則
濕熱	喉嚨痛、咳嗽、發燒等	清熱祛濕
寒濕（即濕寒）	倦怠、頭暈、肌肉痠痛、怕冷 失去嗅覺、失去味覺、骨	辛溫化濕
表證（外部症狀）	發燒、肌肉痛、關節痛、發冷	在轉成（肺炎）重症之前，輕症時越早使用治療方，效果越好。
進入肺經後生熱	乾咳、呼吸急促、喉嚨痛	
脾胃濕	噁心、嘔吐、有痰、倦怠	

Q3：中國使用「清肺排毒湯」的療效不錯，雖然台灣的新冠疫情不算嚴重，但民眾可以當成預防、強身的藥飲來喝嗎？

A3：「清肺排毒湯」是中國公布在新冠肺炎第七版診療方案中的湯方，更列入中醫臨床治療期首選；但它是「治療用」的方子，嚴禁當成預防使用，沒有罹病的人不宜服用這個方子。它是由四個方劑所組成，多是一些寒涼的藥物，沒有罹患新冠肺炎病毒的人服用它，會使體質變寒涼，反而對身體有害。

清肺排毒湯中的四個方劑，是取自東漢張仲景的《傷寒雜病論》；中國大陸的中醫汲取古人的智慧來對抗新型的病毒，歷經兩千年依然成效卓著。這四個方劑分別是射干麻黃湯、五苓散、小柴胡湯、麻杏石甘湯。

在中國的其他醫院，也有其他中藥方劑被使用，據說效果也很好。像是「化濕敗毒方」、「宣肺敗毒方」等等，但其詳細成分並沒有被完全公布出來。

我這次使用在紐約患者身上的，是以清肺排毒湯為主，再根據濕寒體質調整的配方；服藥大約一週多，主要的症狀多能痊癒，療效很不錯。能夠這麼快找到控制的方法，要感謝古人的智慧。

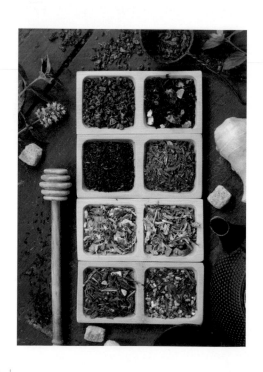

新興傳染病沒藥醫？ 別怕！中醫治新冠肺炎有效率逾9成一（下）

受訪諮詢 / 中醫師公會全國聯合會副秘書長郭哲彰

Q4: 清肺排毒湯能治好確診者的原理是什麼？對輕症、重症都有效嗎？

A4：「清肺排毒湯」最好的使用時機，就是剛罹病、還在輕症的時候。例如當時紐約疫情正嚴重時，民眾不一定會到醫院去檢驗、求診，因為到了醫院也未必有機會被醫治，由於當時紐約的罹病率已經很高，來求診的患者只要症狀很像，我就會用清肺排毒湯。

這個方子的原理是「清肺化痰」「清除發炎物質以控制發炎規模」，它可以將肺部的濃痰化成較清晰的水狀，然後自然地排出，患者就可以更順暢地呼吸。建議各地中醫師可以斟酌情況使用這個方子，但原則是「在罹病的初期，早點用效果較好」，如果已經轉成重症，療效就有限。

Q5：目前所知，中醫對於肺炎重症的療效可到什麼程度，若提早吃中藥可以預防「免疫風暴」嗎？

A5：免疫風暴，又稱「細胞激素風暴」，在SARS、新冠肺炎的病程上，通常是轉成肺炎重症之後，發炎程度又進一步擴大，演變成全身性發炎的現象。這時候免疫系統已經失控，發炎物質往往會攻擊其他器官，最嚴重的情況就是多重器官衰竭，最後死亡。所以有傳出肺炎病人進入隔離病房之後，幾日內便死亡的案例，還有人傳言新冠肺炎病毒會攻擊肝、腎等現象，都與免疫風暴有相關性。

不過，免疫風暴很難預防，這是因為無法事前得知哪些人是高危險群；醫學界認為免疫力強的年輕人，在平時對細菌、病毒的抵抗力較好，但一旦轉成重症，產生大規模的發炎之後，反而比較容易演變成免疫風暴。

從中醫的角度看來，雖然在平時有調體質的方法，疫情流行時期也有針對病毒增加抵抗力的「預防性」茶飲、方劑，但是「最重要的還是會不會演變成重症；一旦重症的程度嚴重，中醫、西醫都沒有十足的把握。」

目前西醫針對重症肺炎，是使用呼吸器及其他儀器監控、維持病人的生命徵象，在數值異常的時候，盡快給予急救等治療，例如葉克膜等呼吸器，稱為「支持性療法」；但是，究竟會不會演變成免疫風暴，以及用藥、急救之後，病人是否能復原，這些都還是要靠病人自己身體的復原能力來決定。

中醫在平時的調整體質，能使免疫系統較為「穩定」，穩定其實比免疫力「強」來得重要；譬如像過敏體質嚴重的人，體內可能長期處於慢性發炎狀態，如果平時就能夠盡量降低、控制住發炎的規模，那麼若被病毒感染了，或者演變成重症，至少可以降低免疫系統紊亂、胡亂攻擊的發炎失控機率。

但是，請注意有些人在疫情時期，會喝一些增強局部免疫力的茶飲、中藥方子，譬如肺炎、ＳＡＲＳ或流感期間，可以喝一些「補肺氣」的防疫茶；它們的功能是增強呼吸道、肺部的「局部抗病力」，就類似打仗時，「增援第一線戰力」的概念。請不要在罹病之後還喝，因為罹病後需要的是解毒、清（發炎的）熱、化痰等針對症狀的治療，如果還喝增進免疫力的中藥，反而會助長發炎的規模，適得其反。

Q6：請醫師推薦一款針對新冠肺炎的「預防性」防疫茶。另外除了新冠肺炎之外，還有哪些相關疾病也可以喝呢？

A6：以下的這款防疫茶，防疫原理是「補肺部的正氣」，增加呼吸道的免疫力，預防病毒入侵，只能用於「沒有罹病者」；而已經罹病，或已經有疑似症狀、不適症狀產生的情況，就應該立即停用，並諮詢中醫師。

補肺氣防疫茶

- 適用族群、服用建議：

適用情況		頻率
肺氣虛的人	症狀是「感冒反覆難好」、久咳不癒、稍微動一動就流很多汗……。	平時就可常喝
肺部傳染病流行期	譬如ＳＡＲＳ、流感、新冠病毒等等，由鼻咽部進入人體、與肺部相關的病毒在流行的期間，	一般人就可喝，體壯、少病者偶爾喝；體弱者可常喝。
抗疫第一線人員	可請中醫師針對個人體質調整，更動配方來加強抗病力。	常喝

- **配方：**

薄荷 1.5 錢、防風 2 錢、黃耆 3 錢、甘草 1 錢、藿香 2 錢、金銀花 3 錢、荊芥 1 錢、炒白朮 3 錢、紫蘇葉 2 錢。

- **服用法：**

1. 取 7 碗水，加入材料以大火煮沸後，再以小火續煮 15 後即可服用。
2. 大人可早晚各喝 100c.c.，兒童份量減半。

- **備註：**

1. 確診者忌服。有喉嚨痛、發燒等發炎症狀時忌服。
2. 慢性病患、孕婦需先諮詢中醫師再服用。

3. 服用期間若有不適應立即停服，並諮詢中醫師調整配方。
4. 若有服用其他中藥、西藥，應至少間隔 30 分鐘。
5. 不住在台灣，身處其他緯度、地區的人，因為各地氣候風土不同，也宜請中醫師再微調配方。

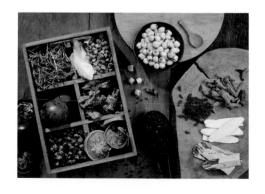

台灣也研發出「台灣清冠一號」並有中醫治療指引

節錄整理／葉語容

台灣清冠一號加速恢復期三採陰

衛生福利部國家中醫藥研究所也研發出台灣的配方「台灣清冠一號」，使用十種中藥材搭配而成，並已經與三軍總醫院中醫部合作使用於臨床，發現讓新冠病患服用約 8~10 天之後，就能讓之前一直無法順利完成第三次採檢的患者，順利三採陰、解隔離出院。

「台灣清冠一號」由十位藥材組合而成，已經製成水煎劑的便利包，但官方並未公布其配方的詳細內容、劑量。台灣清冠一號具有抑制病毒複製、調節免疫，並且有抵抗病毒活性的能力。

《新型冠狀病毒病中醫臨床分期治療指引》

雖然台灣清冠一號並沒有公布詳細配方，但衛生福利部國家中醫藥研究所為了因應未來疫情有再發展的可能，也擬定了新冠病毒的中醫臨床分期治療指引，針對各期不同的病況制定出方劑。

以下的配方內容詳盡，其中有些藥材也使用於台灣清冠一號之中；但提醒讀者，如果想以中藥防治新冠病毒，以下的配方仍需要專業中醫師開立，還是宜請中醫師參考此指引中的配方，並參考個人身體狀況來給藥，不要逕自買藥服用。

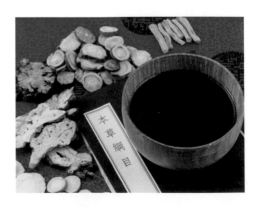

擬方說明
為因應快速傳染與急性病情發展之特性，擬定分期治療處方作為臨床診治大量病患之指引，醫師得依照患者實際病況調整，以適合病情診治，且為扭轉病情，急重症患者建議以煎劑治療。 以下多種複方配方的組成結構，其內涵包括三部分： （一）抗病毒中藥：選定研究上對 SARS-CoV 有作用之「板藍根、魚腥草、黃芩」。 （二）免疫調節中藥：以漢代及明清醫家常用之「石膏、綿茵陳、黃芩」。 （三）強化體質中藥：屬支持性治療，包括促進循環及腸胃功能。

分期建議處方				
分期	對象	治療目的	飲片	濃縮中藥處方
輕症	一般住院隔離病患（含無症狀帶原與初發作症狀者）。	阻斷病勢進入肺部明顯發炎。	每日 1 劑，1000 cc 水煎成 300 cc 藥汁，三餐飯後半小時服，100 cc/ 次。 魚腥草五錢、板藍根五錢、荊芥三錢、防風二錢、桑葉三錢、黃芩三錢、全瓜蔞五錢、厚朴三錢、薄荷三錢、炙甘草二錢。	以下為一日量，分 3 包，5 g. TID。 板藍根 1.5 g、魚腥草 3.0 g、黃芩 1.5 g、全瓜蔞 2.0 g、荊芥 1.0 g、防風 1.0 g、桑葉 1.5 g、厚朴 1.5 g、薄荷 1.0 g、甘草 1.0 g。
重症	加護病房患者（肺炎發作，咳嗽、發熱症狀明顯者）。	阻斷病勢進入肺部嚴重瀰散性發炎。	每日 1 劑，1200 cc 水煎成 300 cc 藥汁，三餐飯後半小時服，100 cc/ 次。 魚腥草一兩、板藍根五錢、生石膏三錢、全瓜蔞五錢、荊芥三錢、薄荷三錢、桑葉三錢、炙甘草二錢、厚朴三錢。	（無）

分期	對象	治療目的	飲片	濃縮中藥處方
危重症	插管治療病患（肺炎嚴重發展者）。	逆轉嚴重肺炎發展、吸收炎液，降低呼吸窘迫與心肺衰竭可能性。	每日 1 劑，1200 cc 水煎成 300 cc 藥汁，三餐飯後半小時服，100 cc/ 次。製附子一錢半、玉竹三錢、炙甘草二錢、茯苓五錢、薑半夏三錢、魚腥草一兩、綿茵陳五錢、黃芩三錢、全瓜蔞五錢、厚朴三錢。	（無）
恢復期	無明顯肺纖維化	促進肺功能及體能恢復、吸收發炎液。	每日 1 劑，1200 cc 水煎成 300 cc 藥汁，早晚餐後半小時服，150 cc。北沙參三錢、麥冬三錢、生地三錢、丹皮三錢、茯苓五錢、炒白朮二錢、全瓜蔞五錢、綿茵陳五錢、黃芩三錢、桑葉三錢、厚朴三錢、甘草二錢。	以下為一日量，分 3 包，5 g. TID。茯苓 1.5 g、丹皮 1.5 g、麥冬 1.5 g、桑葉 1.5 g、綿茵陳 2.0 g、全瓜蔞 3.0 g、黃芩 1.5 g、厚朴 1.0 g、甘草 1.5 g。
	發展肺纖維化		每日 1 劑，1200 cc 水煎成 300 cc 藥汁，早晚餐後半小時服，150 cc。炙甘草三錢、製附子一錢、桂枝二錢、北沙參三錢、全瓜蔞五錢、黃芩三錢、生地三錢、生玉竹三錢、綿茵陳五錢、丹皮三錢、枳殼三錢。	（無）
備註	針對具高風險因子患者（心腦血管疾病、肺病、糖尿病、肥胖等），臨床上為截斷病勢，醫師得超前用藥（提前用更重分期用方）。			

新冠肺炎、ＳＡＲＳ、腸病毒、H1N1……皆與溼氣有關 體內排濕可以這樣做

受訪諮詢 / 中醫師公會全國聯合會副秘書長郭哲彰

新冠肺炎、ＳＡＲＳ，以及在夏天好發的腸病毒、Ｈ1N1 等病毒，都有個共同的特色是，在偏濕的體質身上，病情較為嚴重，也較難痊癒，或者容易轉成重症。所以，「排濕」就很重要。以下教導民眾辨認自己是否為濕性體質，以及日常就可做的排濕方法（不過最好是經過中醫師診斷確認較準確）。

濕性體質有這些症狀 又可分為寒濕、濕熱

「濕性」是相對於「燥性」來區分的一種方式，表示體內的水分過剩，甚或淤積少流動，所造成的一些問題。常見的症狀譬如有大便黏膩或水狀、易水腫等；而寒濕（又稱濕寒）跟濕熱的症狀也不同。

濕寒體質—舌色淡紅、舌苔白滑、怕冷、易水腫、大便稀或呈水狀

濕熱體質—舌色紅、舌苔黃膩、皮膚易出油或長痘痘、大便軟黏臭

所以想要改善濕性體質，除了可以請中醫師開藥，療效會比較快、較明顯之外，平日自行在家的調養，也可全方位下工夫。

環境排濕很重要 流汗也有益

中醫師公會全國聯合會副秘書長、新世紀中醫診所院長郭哲彰指出，飲食、天氣熱流汗、運動流汗都可以排濕，但有些事項需要注意：

郭哲彰院長表示，「流汗」對於排濕的效果比較立即性，也可能排出較多的水分，但是需要注意環境因素，像是如果在又悶熱又潮濕的室內流汗，則最後反而可能中暑。

由於濕氣是透過毛孔來進出的，當天氣熱或流汗時，毛孔打開的確可以排出水分，但如果室內濕度太高，那麼濕氣也會在不知不覺中進入人體，到最後流完汗過一陣子，反而可能體內濕氣更重。

而室內溫度方面，建議控制在25 度 C 左右，搭配約 45 ～ 55％的濕度較佳。原則上，「過熱＋過濕」易造成中暑，而「過冷＋過濕」則容易造成風寒感冒。

排濕食材

現代人不知不覺中吃進、喝進的「糖分」、「甜食」，會加重濕熱現象；而「油炸食物」也會，如果又加上排便不佳，「便祕」又會加重其症狀。所以，足夠的纖維質並且少油少糖，是排濕飲食的原則。

排濕效果較佳的食物還有：綠豆、紅豆、薏仁、山藥、白扁豆、玉米鬚、綠豆芽、大頭菜等等，濕性體質的人可常吃。

芳香化濕

郭哲彰院長指出，中醫認為「芳香植物」可以化濕，只要有香味的植物多多少少都有化濕的功能，但是因為還要考量「寒、熱」屬性，像是新冠肺炎病毒最「偏好濕熱體

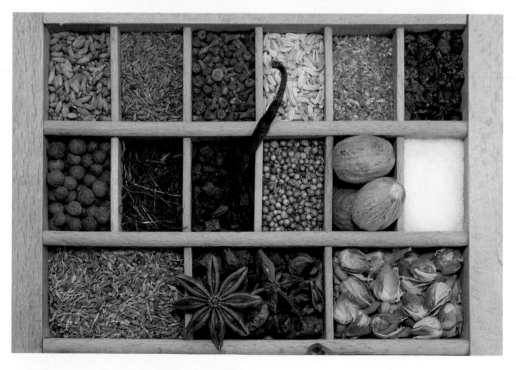

質」，濕熱體質的人罹患了最容易轉成重症、也較難痊癒，所以「刺激性的辛香料不建議多吃」，因為刺激性辛香料大多偏溫熱性質，譬如辣椒、大蒜等等。

芳香化濕香囊

中國國醫大師王琦設計的這款防疫香囊，有清熱解毒、芳香化濕的功能，民眾可準備乾淨棉布袋自製成香囊。用「聞」的對於鼻咽、上呼吸道也有強化作用。

・配方：藿香 20g、制蒼朮 20g、菖蒲 15g、草果 10g、艾葉 10g、白芷 12g、蘇葉 15g、貫眾 20g。

芳香化濕食材

芳香的食物都有助於排濕，而寒濕體質可用芳香溫熱的食材，濕熱體質可用芳香清涼的植物；有些植物可拿來入菜、泡茶飲，自行變化各種不同的飲食法。例如：

・寒濕體質可吃：咖哩、薑、少量的辣椒或大蒜

・濕熱體質可吃：薰衣草、迷迭香、菊花、薄荷、薑皮（或嫩薑）

等清熱的芳香植物。

郭哲彰院長提醒，可多使用「薑」，薑的除濕效果很好，而熱性體質的人可以使用薑皮或嫩薑。另外，在春天進入夏天時，常有漸暖卻又突然變冷的時候，有些人濕寒體質在此時容易頭暈，建議泡「薑皮＋黑糖」來喝，可改善濕寒。

再次提醒，刺激性的辛香料要酌量使用，如果在白天出門之前吃，可以提升在外活動的活力，但盡量不要在夜晚或需要平靜休息的時候吃，以免精神太過亢奮。

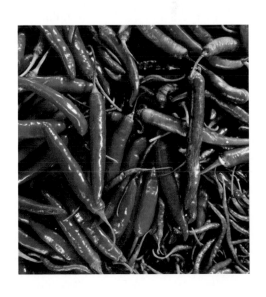

第五章

吃什麼
可以增加免疫力？

第五章 吃什麼　可以增加免疫力？

雖然大家常說要「提升免疫力」來對抗外來病原體，但其實免疫力並不是越高越好，而是免疫系統能夠穩定發揮功能才好。

很多人想吃些保健食品來快速增加抵抗力，但攝取保健食品跟飲食的原則一樣，首重「均衡」而「適量」。一個體內原本就缺乏某些維他命或營養素的人，現在如果為了對抗新冠肺炎而開始適量補充，就有可能讓免疫力改善，達到「均衡且適量」的原則。但是，能否因此降低「防治新冠病毒」的機率，就不一定，畢竟特定的維生素是否能對特定病毒、細菌產生抗病功效，還需要更進一步的實證研究。

因為目前我們對新冠肺炎所尚且知不多，本章就先羅列最基本的飲食原則，以及某些專家們正在研究，認為「有可能」對新冠病毒有效的營養素，供讀者參考。不過提醒讀者，不論哪種營養，攝取得過多都會失去均衡性，而且營養也需要搭配良好的睡眠、適度的運動，才能發揮良好的效用。

何美鄉：對抗新冠應改善生活模式。

中央研究員生醫所研究員何美鄉在 2020 年 7 月，接受媒體採訪時說到：「新冠肺炎重症跟死亡的人之中，有很多是有慢性病，跟代謝症候群相關；（理論上）這些人去看了醫生之後，醫生除了給他藥物，應該要再給他另外一個（預防感染的）建議就是一要改善你的生活模式。」

她說：「現在英國已經有一些資料顯示，C ovid-19 的重症感染是跟生活模式有關的。那大家會說這是一個急性的疾病，那我們的生活模式是一個慢性的……。那麼也就是說，這個急性的疾病的疫情，對

我們的威脅，已經進入一個長期抗戰的路徑了。」

大家都知道，有三高、慢性病的人，不論再罹患了何種疾病，其身體的基底都是比一般健康人來得差，也就是說，可以預期復原力、免疫力也會比較差，也比較容易形成「共病」、「併發症」等狀況，所以通常醫師也無法精準預期得到每個病人的復原情況會如何，會有個體差異性存在。

何美鄉研究員的看法，告訴大家，培養免疫力要以良好的生活習慣做為基礎。另外，已經有三高等慢性病的人更應該控制好病情（編者補充：目前也有幾篇國際研究認為，吸菸會加重新冠肺炎的病情）。

維生素抗新冠有用嗎？　這種特別需要

整理節錄 / 葉語容

維他命是否能增加對傳染病的防禦力？理論上如果均衡攝取，多少是對健康有益的。然而在多種維生素中，維生素 D 的抗病效果似乎更被關注；在 2020 年中，國際上已有許多篇報告均提到「維生素 D」對於新冠的幫助可能較為明顯。

七成國人缺乏維生素 D　抗新冠病毒能力卻被國際注意

以下節錄出相關報告的重點，雖然有些報告的證據力尚不完全，其中有的理由是「可預防呼吸道感染」，有的認為是對「新冠輕症轉重症」有預防作用，有的則說「重症後可避免死亡」；雖然結論不完全相同，但是，根據我國衛福部的統計，台灣有超過七成的人，血液中維生素 D 的濃度都不足，所以，至少可以確定的是，那些平時很少曬太陽，又不愛吃（曬乾）香菇、鮭魚等食物的人，現在開始「適量」補充維生素 D，來對抗傳染病是有幫助的！

研究報告指出……

• 美國西北大學研究：維生素 D 可降低 50％ 死亡風險

美國西北大學生物醫學工

程教授阿里‧答內許哈赫（Ali Daneshkhah）指出：「免疫風暴是大部分（肺部損傷）患者的死亡原因，而非病毒本身對肺部的破壞。」

研究計畫負責人瓦蒂姆‧貝克曼（Vadim Backman）說：「我們的分析表明，維生素 D 可能相當於把死亡率降低一半，它不能防止感染病毒，但可以減少併發症，防止死亡。」

‧澳洲研究：維生素 D 不足的人　感染後可能加重病情

澳洲研究皮膚癌的學者尼爾（Dr. Rachel Neale）表示，假設維生素 D 不足，感染新冠肺炎之後，病況可能更危急。他說：「因為維生素 D 對免疫系統來說非常重要。另外，體內維生素 D 濃度低的人，出現急性呼吸道感染的風險近乎是濃度高者的 2 倍。」（新冠肺炎也是來自呼吸道感染。）

維生素 D 每天該吃多少？

根據衛福部公布的「國人膳食營養素參考攝取量」第八版的建議，50 歲以下每人每天攝取 10ug（=400I. U.），而 51 歲以上每人每天建議攝取 15ug（=600I.U.）；每人每日的攝取上限是 50ug（=2000I.U.）。

（「ug」即「微克」，「I.U.」是「國際單位」。1ug=40I.U.）

維生素 D 最主要的來源是陽光的照射，在陽光照射下皮膚會合成維生素 D。另外，食物、保健食品中也含有，如果不是大量攝取保健食品，有照廠商的建議量來服用的話，通常不會有過量的問題。

以下是各種來源：

‧曬太陽：在不防曬的情況下，平均每天曬 10 ～ 15 分鐘的陽光就足夠，但最好是在上午 10 點到下午 2、3 點間的陽光。

‧食物：鮭魚、沙丁魚、鮪魚、牛奶、蛋黃、優格、牡蠣、動物肝臟、曬過太陽的乾香菇。

‧保健食品：市面上保健食品有時標示的是「維他命 D 3」，這是維生素 D 的其中一種型態，其實攝取之後，就會轉化產生維生素 D。比起另一種型態的「D2」來說，D3 有更好的生物利用率，而且素食者

也可以選擇其中的藻類或苔癬等來源。

如果長期高劑量的過量使用，可能導致血管鈣化、腎石灰沈著、軟組織鈣化、高血壓、腎衰竭等問題；反應在症狀上，就是高血鈣、便秘、口乾、頭痛、頻尿、食慾減退、金屬味覺、噁心、嘔吐、疲倦等等。

四種功效、十種食品 幫你力抗傳染病

由於「免疫力」是個複雜的概念，免疫系統也有層次之分。譬如癌症治療也有免疫療法，靈芝等多醣體也有增進免疫力的效果，甚至益生菌也能改善腸道、增進免疫力。所以，盡量讓相關的營養均衡，一定可以幫助體質達到某種程度的改善，增加抗疫力。

疫情來的時候往往像一陣風，進展一定比嚴謹的研究結果還快，甚至有可能研究還在進行中，（未來新冠）疫情就結束了！所以，以下的資料中，有些研究剛有了初步的效果，

就被公布出來，譬如印尼醫學院發現薑黃可以在某種程度下抑制新冠病毒的活性，或者我國正在研究紫錐菊有可能可以對抗新冠等等。

雖然許多報告的證據力（在新冠疫情的此時）跟平時相比，都比較欠缺，但民眾在補充時，只要記得不要過量服用、注意其宜忌事項、留意自身疾病的注意事項等等，那麼補充這些營養素對人體都是有益無害的。以下表中列舉的是新冠疫情以來，營養學專家曾經推薦過的幾種營養素、保健食品，供讀者參考。

這四種有益於防治（新冠）病毒的功效包括：

1. 能避免體內發炎的「抗發炎」。

2. 可像清道夫一樣去除多餘（有害）自由基的「抗氧化」。

3. 可幫助免疫系統練兵，或者可維持免疫系統正常運作的「有益免疫系統功能」。

4. 可以抑制病毒的活性的「抗病毒」。

因為體內的環境是環環相扣、互相影響的，這四種功效可以發揮相輔相成的協同效果來幫助防疫；不過，以下的十種食品並不是每一種都得買來吃，可以視個人的生活習慣，選擇比較缺乏的來補充。

食物或營養素	主要功效				建議攝取方式	備註
	抗病毒	有益免疫	抗發炎	抗氧化		
紫錐菊	○				通常由保健食品補充	紫錐菊本就具有抗病毒功效，但能否抗新冠，2020 年 7 月開始，台中農改場已將本土品種「台中一號」送予台大醫院做研究，場長李紅曦表示，初步觀察是有些功效，但實際效果尚待確認。
益生菌		○			・最好連蔬果等益生質一起補充。 ・可選擇有小綠人認證、國家品質認證的優格、優酪乳或保健食品。	可增進腸道免疫功能。
礦物質鋅		○			・食物來源：雞蛋、黃豆、牡蠣、內臟、南瓜籽等。 ・衛福部建議每日攝取量是男性15mg、女性12mg，每日上限是35mg。	腎臟病者、正在服用抗生素的人，都須經醫師確認再服用保健食品。
多醣體		○			靈芝、菇類等來源	有免疫疾病者，服用保健食品前須經過醫師同意。
魚油、亞麻仁油		○	○		ＷＨＯ建議每日補充 300 ～ 500 ｍｇ的 Omega-3 脂肪酸。（是 EPA+DHA 的量，並非魚油的量。）衛福部建議每日 Omega-3 脂肪酸攝取上限是 2 公克。	有在服用抗凝血藥、降血壓藥或降血脂藥的人，需經過醫師同意確認再補充保健食品。

薑黃	○		○	○	純食物可入菜，印度咖哩中就含有薑黃素；若服用保健食品以廠商的建議量服食。	• 歐美研究認為薑黃可抑制冠狀病毒的活性(Preditya, et al.,2019)。 • 印尼的研究(Khaerunnisa et al.,2020；Utomo et al.,2020)初步發現，薑黃可抑制新冠病毒的活性，惟更明確的效果尚待進一步研究。
維生素D		○			• 食物來源：曬過太陽的乾香菇、鮭魚、沙丁魚、鮪魚、牛奶、蛋黃、優格、牡蠣、動物肝臟。 • 衛福部建議，50歲以下每人每天攝取10ug（=400I.U.），51歲以上每人每天建議攝取15ug（=600I.U.）。每人每日的攝取上限是50ug(=2000I.U.)。	• 可預防（新冠）呼吸道感染，及降低重症後免疫風暴發生的機率。 • 肉芽腫病患、服用類固醇者服用保健食品前，需先經醫師同意確認。
維生素A	○			○	• 食物來源：肝臟、地瓜、胡蘿蔔、紅莧菜、紅鳳菜、地瓜葉、番茄等。 • 衛福部建議成年男性每日攝取600微克、女性500微克。每日攝取上限是3000微克。 • 以國人目前生活型態，正常飲食下不易缺乏。	• 保護表皮、黏膜使病原體不易入侵，可提升對傳染病的抵抗力。
維生素C		○		○	食物來源：橙類、奇異果、檸檬、芭樂、綠色蔬菜等。	
維生素E		○		○	食物來源：菠菜、杏仁、葵瓜子、葵花油、葡萄籽油、紅花籽油等。 • 衛福部建議成人每日攝取量是12mg，每日上限是1000mg。	• 色素性視網膜炎患者、出血性疾病、中風者、糖尿病、肝臟疾病患者，請經過醫師同意確認再服用保健食品。 • 請勿與大蒜、魚油、薑黃的保健食品一起服食。

第六章
————

疫情爆發時這樣心理調適
不再怕怕！

疫情爆發時這樣心理調適不再怕怕！

2003 年，SARS 造成的和平醫院封院，在台灣人心中留下了深刻印記。白色的布條上寫著無助跟加油打氣等兩極化的字句，透過電視轉播，對全國人傳達著封院過程中的人性掙扎。封院過程中有醫師臨陣脫逃，有醫師在院內自我隔絕，有醫護盡忠職守最後犧牲生命，也有病患因傳染給家人而「畏罪自殺」（此指罪惡感）；最後，是專家進入和平醫院進行感染控制及隔離，才順利終結了這一場比八點檔還驚悚的真實戲碼。

17 年後，冠狀病毒捲土重來，新冠疫情造成全球性的疫情與恐慌。它與 S A R S 不同，新冠不只是亞洲的區域性傳染病，它挾著強大的傳染率，以及 4~5% 這個不低的死亡率，威脅著整個地球。

所幸，台灣人曾經的 S A R S 經驗，集體意識把危機變成轉機，

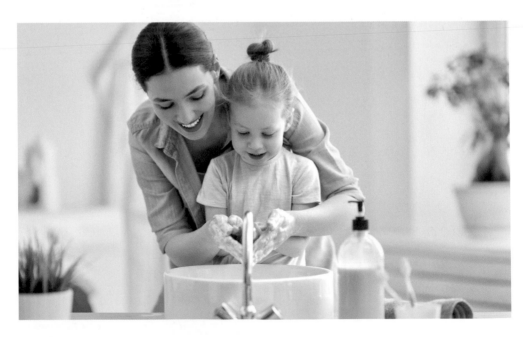

化身為強大的防疫動能；也因此，防疫成果相當亮眼。顯然 17 年間，台灣醫界做了很多努力，包括感染控制的方法、傳染病防治法的施行、健保系統的順暢運作等等，加上檢測的速度也有進步，所以，2020 年的防疫能力已非同日而語；另外，台灣人民的自覺性、警醒度都提高，健康知識也更加普及，傳染病防治、公衛概念都已大幅提升。

因為 2020 年的成功，在心理層面上，台灣人也逐漸擺脫了當年和平醫院封院所造成的社會無力感，變得更有自信；包括在鑽石公主號（數千人在台灣北部下船遊覽），以及南部敦睦艦隊等高風險事件發生後，後續竟然都沒有爆發大規模疫情，令人嘆為觀止。

雖然有推論認為，台灣的疫情不見大規模爆發，跟普遍施打卡介苗疫苗有關，但不論此推論是否為真，至少在新冠疫情防疫的初期，這樣的經驗與成功，已經為未來的「新疫情時代」做出了操演；也就是說，假設如氣候專家所推測的，「極端氣候可能

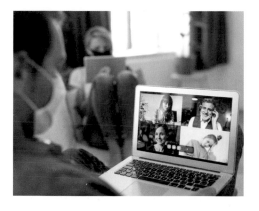

造成病毒大流行」等等此類的預言成真的話，至少我們可以掌握的是，台灣的防疫能力，已經更上一層樓。

理解了現況，未來即使有新的疫情出現，在心理上，我們便再也不必被困在 SARS 和平、仁濟醫院封院的陰影中；回首當時，可以理解在缺乏經驗、並措手不及的情況下，造成的混亂、極端案例，我們不必再抱著創痛面對未來。

本章將由心理層面來分析，面對這樣突發的疫情，如果未來新冠「流感化」，或者有其他病毒流行，大家可以做哪些心理準備，學習風險控管、與疫共存，不要讓這些情緒、衝突、無力感累積下去，困擾著我們、影響正常的生活。另外，又有哪些情況可能產生根本性的改

變，是我們需要深入去思考、面對的。總之，危機更是轉機；現在，該是台灣人走出陰影的時候了！

無懼疫情的 6 個心理準備

受訪諮詢 / 高雄市諮商心理師公會黃楷翔理事長、臺北市立聯合醫院松德院區臨床心理科吳孟璋主任

疫情之下，政府防疫措施的影響最大，防疫醫療、經濟層面都要靠政府的大刀闊斧來解決；但這個部分並非民眾可以決定的。而民眾可以自我控管的部份，是「降低感染風險」及「增強自我的抗壓力」。尤其，疫情中有許多情況出於非理性的焦慮，未知、看不見的風險最令人恐懼，有時候彼此間又是環環相扣的關係，讓人不知從何安定心情。以下請到專家提供幾個心理調適的重點。

準備一：面對不理性焦慮，可以「暴露不反應」去消化它。

【案例】

在辦公室裡，坐在小雯對面的同事巧巧是之前從國外回來，但已經在家隔離了 14 天之後，才恢復上班的，但小雯就是無法釋懷，很想把巧巧趕回家。以前她跟巧巧的感情還不錯，但疫情發生之後，就算需要跟她講話，嘴角的笑容也會不由自主地僵硬……。

高雄市諮商心理師公會理事長黃楷翔分析，隔離了 14 天已經可以視為沒有風險了，但依然令人不安，當面對這樣「不理性」的焦慮，應該嘗試回頭面對自己的情緒，將它消化掉，否則累積起來，可能成為情緒壓力。

黃楷翔理事長說，面對不理性的焦慮，不要刻意用理性去說服自己「不要害怕」，因為這種做法沒有用。應該要去面對情緒、接納承認它，這樣它才會慢慢地被消化掉，最終便自然會認清「其實根本就沒那麼危險」的事實。

暴露不反應的做法是：

1. 找一個可以放鬆心情的環境，讓心情平靜下來。

2. 與自己對話，觀察內心裡有

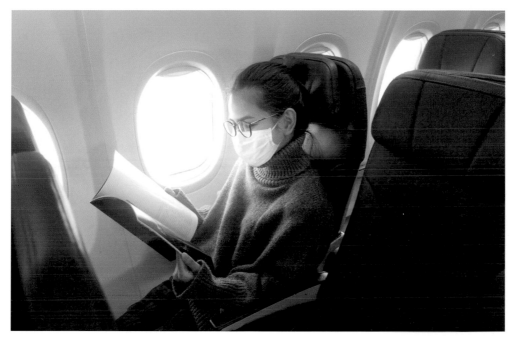

什麼感受，例如：恐懼、不安、生氣……。

3. 讓情緒自然湧現，不要阻止情緒的流動。

4. 清楚情緒之後，它就會自然的被代謝掉。

一般情況下，負面情緒都會自然消失，然後就能恢復理性。但是如果感到更加恐懼，或無法釋懷，那麼可能在這個事件中，有其他的因素還未被處理掉，例如：巧巧並沒有乖乖戴口罩；或者，小雯可能本來就有其它的因素，使她平時就特別容易焦慮，

如果是這樣，就需要進一步順藤摸瓜，找到根源才能改善。

準備二：疫情訊息應正確、適量不過度。

關於疫情的「八卦」特別容易傳開來，像是網路上流傳「深呼吸就可以知道是否得到新冠肺炎」之類的無稽之談；恐慌感越大，八卦消息越多。臺北市立聯合醫院松德院區臨床心理科主任吳孟璋建議，容易焦慮的人應該「只」從疾管局的記者會、衛福部網站來取得消息，

且每天建議量約 30 分鐘～ 1 小時就好。

每個人對於這類新聞、資訊的承受度不一樣，有些人能夠判讀網路上的訊息，會去查證真偽；有些人即使隨時在看電視接收訊息，也還能理智地解讀各種內容的重要程度；但是並非所有人都如此。

所以在接受資訊的分寸上，每個人應該有所自覺與主動選擇，找到自己可以接受又不影響情緒的限度，不要被過度的訊息淹沒，反而自己嚇自己，當然也不要完全不把疫情當一回事。

準備三：適度囤積生活用品，真的「很可以」！

在疫情緊張時，各種傳言會引發民眾的失控、無力感，因此常會出現米、衛生紙等基本民生用品的搶購潮。吳孟璋主任說，台灣本來就在地震帶，基於防災的概念，其實平時就可以適當地囤積一些生活用品、幾天的存糧，都是合理的，也可以增加安全感。

準備四：被隔離時何必焦慮，可記錄成「隔離期紀念冊」豐富生活。

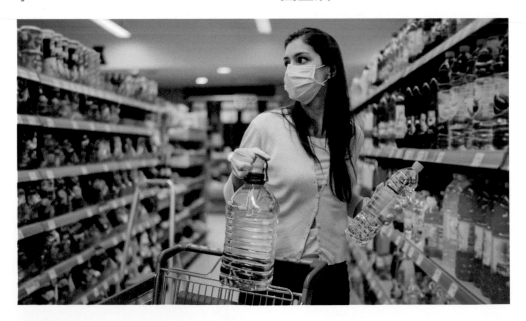

疫情期間有些人可能需要被隔離，但症狀並不嚴重、仍有活動力，譬如在醫院中症狀較輕微的確診者、或居家隔離／檢疫者等等，吳孟璋主任建議，此時可以規劃隔離期的課表，每天挑選一樣來進行，例如：「運動日」、「畫畫日」、「打掃日」等等。每日記錄，這樣在隔離期之後就有了一本值得紀念的回憶錄。不但可以讓隔離期不陷入煩悶擔憂，還能過得相當有趣充實。

準備五：改變生活方式，從中找到新樂趣。

疫情就像海嘯一樣衝擊原本平靜的生活，這點人類無法預知，只能被動地接受變動，但並不代表我們就不能主動尋找快樂。有些人懂得在封城、限制行動等極端的情況下，開發「宅在家」的樂趣，而有了意外的收穫。

吳孟璋主任分享說，有位朋友嫁到義大利，疫情期間原本在國外旅遊，但當義大利疫情爆發時，夫婦兩人決定從回到義大利老家，待在當地陪伴家人。她因封城減少外出，但也趁此機會重新粉刷房子、自製麵條點心、舉辦線上讀書會等等，過了一段跟平時相當不同的生活。

很特別的是，就是因為這位友人，畢業 24 年之後的大學同學們，竟然有機會透過線上同學會，跟分散世界各地的老同學們相見，分享近況，彼此打氣，也是難得又有趣的經驗。

可見，面對新的變動，我們只要先做好情緒調適，與應做的防疫工作之後，還是有能力繼續創造新生活中的樂趣。既然同樣要面對疫情，調整好心態、生活，比「窮緊張」來得有意思許多。很多人之所以無法做出彈性調整，可能是長久以來都習慣了固定的生活模式，較難適應改變；不過，在這個變化劇烈的時代，不妨試著跨出改變的第一步，開始培養應變能力。

準備六：醫護人員，懷抱專業的使命感。

如果你是醫護人員，尤其是第一線會接觸確診者的人，一定早就知道了自己的風險遠高於一般民眾；但是，包括ＳＡＲＳ時期和平醫院內，也有醫護在染疫的高風險之下，仍奮勇盡責地幫助病患，靠的就是一股對專業工作的使命感。吳孟璋主任說，醫護人員也是人，面對疫情也會害怕，但對於醫護人員來說，這就像上戰場打仗，靠的是對前輩的信任、對工作的使命感，以及足夠的防護裝備。

　　對於經歷過 2003 年 SARS 疫情的和平院區同仁們，十多年來持續在感染控制運作上的演練、修正與進行培訓，打造了堅實的團隊，也因此在足夠的防護設備、專業訓練、支持系統與信任的前輩帶領下，現在較年輕的一線醫護人員，也都能更有信心、更不害怕，能以專業的態度，來面對這場如馬拉松一般的疫情。

疫情可能流感化　但我們可將壓力常態化

　　疫情的變化，並非我們一朝一夕間可以改變和控制，但如果真的「流感化」，或者有新的傳染病發生，人類必須學會「適應」。吳孟璋主任說：「若疫情流感化，我們就把壓力常態化。調適好情緒，認清楚情況，把防疫工作做到徹底，然後試著與它共存，這樣一來，我們就能管控它帶來的壓力，取得某種程度的控制權，不再只是感到無力、受害與恐懼。」

不怕死的方法　就是去面對它！

　　受訪諮詢 / 臺北市立聯合醫院松德院區臨床心理科吳孟璋主任、高雄市諮商心理師公會黃楷翔理事長

　　瘟疫，會引發人對「死亡」的深層恐懼，所有大大小小的負面情緒，殊途同歸都源於「怕死」，還有，怕產生嚴重、擾人的後遺症。但是長久來看，與其在心中一直放著這樣的隱形恐懼，不如及早去面對它。

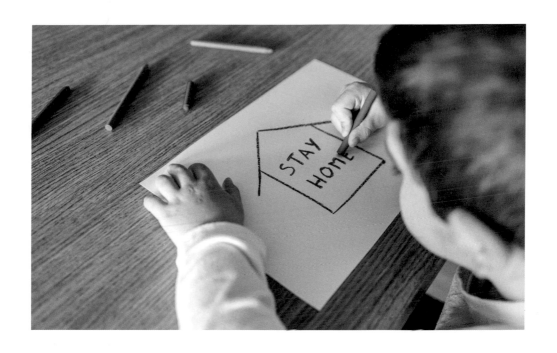

新冠疫情這類的威脅，讓人類在短短數月內體會到深深的無力感；想要徹底解決問題，就要對問題作更深入的了解。在這一篇，我們請專家來談「環保」跟「死亡」兩個深層的概念，理解了這些，將讓心情更坦然，並且更懂得珍惜生活中的每一天。

人類是萬物之靈 也是大自然的一份子

臺北市立聯合醫院松德院區臨床心理科吳孟璋主任說，人類一直以「萬物之靈」自居，但是，其實人類也是大自然的一部分；過去，人類把自己放得太大了，忽略了自己是孕育於荒野、取之於大地而生的。人類的身體是攝取了動、植物的養分而長成的，而這些動、植物也是從土地裡獲得食物而生的，所以生命的源頭來自土地。

另一方面，「根據國際知名氣候媒體 Carbon Brief 報導，2020 年 2 月份（新冠疫情爆發的初期）的碳排放量，比起去年同期減少高達 25％。也就是說，人類行為對環境的影響程度真的很大。」吳孟璋主

任這樣說。

　　人類是大自然的一部份，取之於自然，人類的行為也在在影響到環境，甚至在人死後，肉體也被細菌分解，重新回入到自然界的循環中。但是，就是因為人類長期忽略了自己與環境的關係，所以忘記了要珍惜環境，而造成溫室效應、生態浩劫、病毒流行等現象。

　　他說：「其實在『生態心理學』中有談到，人在大自然中特別容易靜心、虛心、謙卑；在人與大自然的互動中，接觸到的是最真實、直接的感受，譬如在雷電風雨、披荊斬棘的過程中，繼續向前邁進的挑戰感；也讓人體會到人類在偌大的自然界中，只是渺小的存在。」但是，現代人因為久居於文明環境中，很少與自然互動，便忘記了自己與環境的關聯，而將「環保」當成一個遙遠的議題。

　　人類應該重新找回這種與自然的互動感、連結感，才能感受到環境保護其實不只是在保護地球，也是在幫助自己。在付出的過程中，成就感、存在感將逐漸取代被病毒

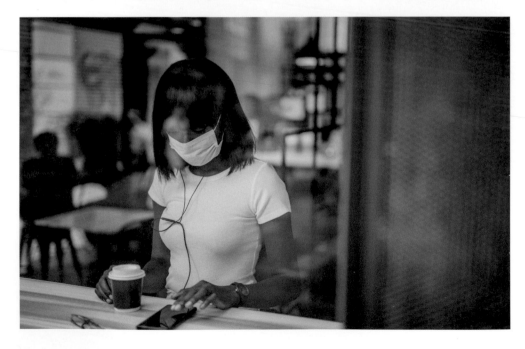

威脅著的無力感。吳孟璋主任說：「人跟大自然是存在同一個系統中，這個概念現在終於被正視，我們對大自然應該存有敬畏、感恩之心，不要看成理所當然。」

死亡 本來就該預先討論

有一個華人世界特別避諱的問題，就是「死亡」。新冠疫情的突襲讓人類自第二次世界大戰以來，首次感受到地球村之內，存在「國際化」的死亡威脅。這次新冠肺炎造成美國、巴西、大陸等地，發生墓穴、停屍間不夠用等現象，透過全球的媒體播放出來，相當聳動。台灣雖然疫情較輕，但人心惶惶的程度，也令人感覺到「原來，死亡離我們這麼近！」

然而，在多變的世界局勢之下，與其一直逃避談論死亡，或許轉換態度，「正視死亡的可能性」而預立死後的事宜，反而是個讓人更加安心的方式。在台灣，《病人自主權利法》甫於 2019 年上路，其中就包含預先安排死亡的概念。

吳孟璋主任說：「不知死，焉知生。」他說，近年台灣隨著高齡化，長照需求激增，臺北市立聯合醫院也在推廣「死亡識能」的概念，這是指一種對「生命終究會消逝」的理解，也是一種生命的學習，也就是在自己的生命經驗中，學習、認識死亡這件事。

他回憶說，小時候奶奶過世，他當時才 11 歲，只有對宗教法事的吵雜聲有懵懂的印象，卻沒有人能告訴他，究竟發生了什麼事。其實，正視死亡、討論死亡可以加強對它的認知，除了可以提早給周遭的人更好的心理準備之外，也讓人們有機會去體驗生命的價值，進而珍惜活著的時光，這樣是可以提升生命、生活的品質。

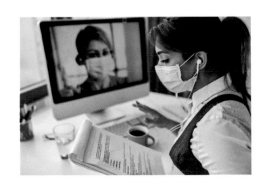

高雄市諮商心理師公會理事長黃楷翔也說：「死亡，在平時就是該討論的議題，因為死亡可能在無預警的情況下發生。」他分享說：「我媽媽跟我也常在談這個話題，她幾乎都是在談葬禮如何安排，而我則是問自己，活著的時候是否有好好愛她。如果有，那麼即使我們分離了，也沒有遺憾。」

另外，像是死亡、疏離、分離等時刻，雖然令人感到難過，但換個角度來看，危機卻也可能是個面臨改變、提升的契機。他說：「像這次新冠疫情，有些人被確診或隔離，期間會面臨到他人態度的冷漠、疏離，像是怕被感染，所以排擠疑似確診者。這類窘境也會引發有些人轉而去思考，在一段關係中真正重要的價值是什麼，這些思考會讓人重新認清，一段關係的價值究竟在哪裡。」

當疫情發生時，宅在家的時間變多了，這或許是「與自己內心對話」的一個好機會，趁機為自己心靈做一番打掃與重整，也很有意義。

在華人世界中「死亡」、「關係改變」等都不是容易啟口的話題，跟某個人從「未曾談過」到「開始談」之間，可能有著很大的距離，需要讀者視自己個別不同的情況，去找到一個合適的切入點做為開始，無須期待初次跟某個人談，就能立即獲得高品質的溝通。

他建議，每個人都可以嘗試從以下這些問題開始思考：

1. 有哪些關係是自己在意，但尚未處理好的？可以怎麼去改善？

2. 對什麼人，還有什麼話想說卻尚未說出口？接下來想要怎麼去表達？

3. 有什麼事是這輩子只要沒做到，就會抱憾終生的？（請立即著手去做吧！）

事實上，多數人對於自己的生活，都沒有「主動覺察」的習慣，也就是說很少人會常常靜下心來問自己「今天的感受如何？」、「我為什麼對這件事特別在意？」等等。但是因為「覺察」是做心理調適的第一步，非常重要，所以建議以前未曾這樣做過的人，或許可以從現

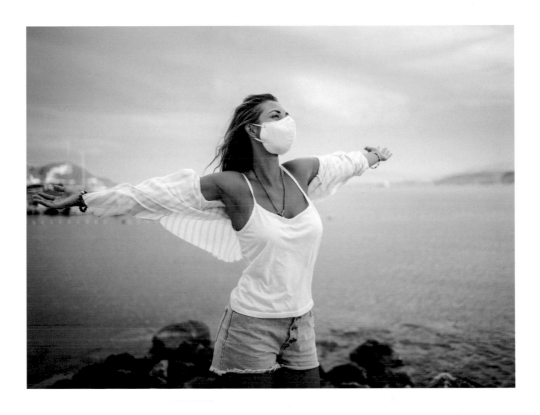

在開始著手進行。

在新冠疫情這類變化多端的傳染病疫情中，因為外在的大環境變動太大，所以學習「穩定內心」是必要的，否則一旦對自己的情緒失去了主導權，一切都被外境所左右，就猶如被關在籠中的動物，任外境左右。

本文談到的「拯救地球跟自己」和「培養死亡識能」這兩件事，對於從未思考、實作過的人來說，都不是容易的事，且多數人對這兩個概念應感覺陌生，但從追求更美好無憾的人生角度來看，這可能將是未來我們需要多多努力嘗試、學習的方向和無常生命的解答。

對抗病毒

啓動自癒力 增強免疫力

眞正能對抗病毒的是我們體內的「自癒力」，它能主動修復我們的身體。只要喚醒體內的自癒力，就等於有一位住在體內的神醫，能夠隨時幫我們照護身體。

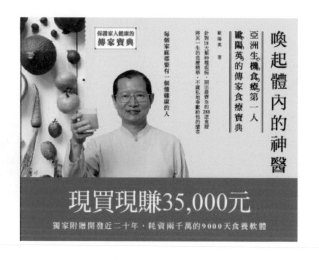

《喚起體內的神醫》這套書能教您如何喚起體內的自癒力，一次弄懂「如何自我檢測、避開危險食物與製作時養料理 」。

■ 歐陽英老師，以40年的臨床經驗保證「吃對食物，身體自然會好」。

《喚起體內的神醫：亞洲生機食療第一人 歐陽英的傳家食療寶典》
（附9000天版歐陽英食療軟體與歐陽英老師親自示範光碟）

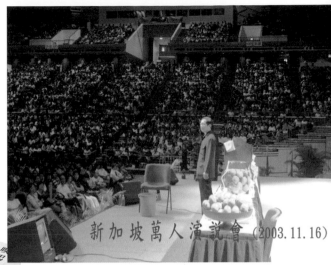
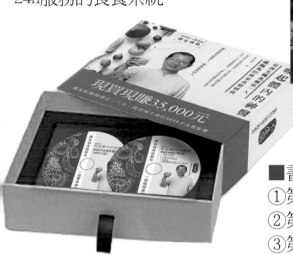
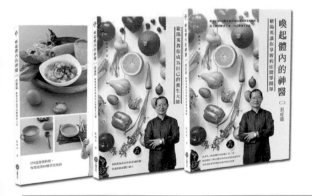

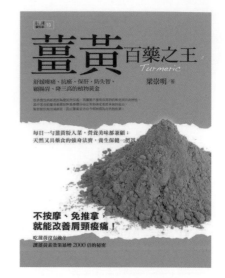

百藥之王：薑黃

◆定價320元

舒緩痠痛、抗癌、保肝、防失智、顧腸胃、降三高的植物黃金

長年熬夜加班，不時還要喝酒應酬？久坐辦公室，身體難免腰痠背痛？辛苦了大半輩子，卻面臨失智危機？

每日一勺薑黃粉入菜，營養美味都兼顧；天然又具食補的強身法寶，不僅讓你遠離文明病，還能舒緩痠痛、抗癌、保肝、防失智、顧腸胃、降三高，養生保健一把罩。

早在幾千年前，薑黃就已是具有多種保健功效的食物，不僅有抗發炎、抗氧化、抗癌等作用，現在甚至可能被開發為癌症、糖尿病、心血管疾病、阿茲海默症、憂鬱症，甚至肌肉萎縮症的治療藥物。

作者有幸於印度朝聖時，親眼見證薑黃所帶來的奇蹟，也親身體驗服用薑黃粉所帶來的神奇功效，本書整理了薑黃從古到今的相關研究資料，並介紹正確的薑黃食用方式，希望有更多人能夠認識薑黃的功效，進而改善體質，讓身體更健康。

只有學會正確的薑黃吃法，才能提高薑黃素抑制腫瘤、強化免疫系統，有效抵抗、消滅細菌和病毒的功效，吃飯前加上一勺薑黃粉，方便、美味又健康。

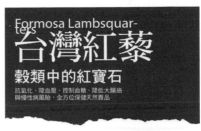

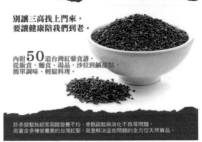

台灣紅藜 <small>穀類中的紅寶石</small>
◆定價320元

抗氧化、降血壓、控制血糖、降低大腸癌與慢性病風險

台灣紅藜究竟對人體有怎樣的好處呢？

★促進腸胃蠕動，預防或改善便秘。
☆吸附腸道毒素，降低大腸癌風險。
★舒張血管、促進血液循環，降低血壓。
☆提升免疫力，防癌、消炎與促進益菌繁殖。
★減緩糖分吸收，能預防糖尿病或減少癌細胞生長。
☆減少脂肪與膽固醇吸收，降低心血管疾病的罹患率。

有「超級食物」、「穀物之王」等美譽的台灣紅藜，是台灣特有的原生種，不僅含有豐富的鈣、磷、鐵、鈉、鋅、鎂及鉀等礦物質，還具有超強的抗氧化力，所含甜菜紅素、甜菜黃素、黃酮類等抗氧化物成份，有極佳的抗發炎、抗癌效果。

對於講求養生、抗老，有三高危機的銀髮族來說，含有多種營養素，甚至能攝取人體無法產生的 8 種必需氨基酸的台灣紅藜，是健康活到老所必備的超級食物。本書附贈50 道紅藜食譜，從飯食、麵食、湯品到鹹甜點等應有盡有， 希望大家能從日常紅藜料理中補充身體必需的營養素，輕鬆照顧好自己的健康。

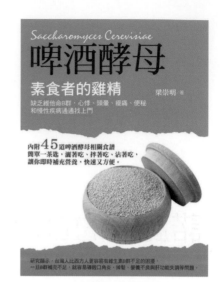

啤酒酵母 素食者的雞精
◆定價320元

缺乏維他命B群，頭暈、心悸、痠痛、便秘和慢性疾病找上門

在台灣，大約有 60% 的人維生素B群攝取不足，它是身體的基石，一旦攝取不足就容易有生長遲緩、掉髮、感冒、營養不良等問題，若嚴重缺乏時可能造成肝功能失調、頭暈、心悸、痠痛與便秘等疾病，影響身體機能的正常運作。

被稱為素食者的雞精——「啤酒酵母」，不僅含有絕佳的蛋白質、完整維生素B群與多種礦物質，且幾乎不含脂肪、澱粉和糖，能促進新陳代謝，增進食慾、維持健康與活力，是最適合素食者的植物性蛋白補充品。

啤酒酵母的主要功能除了養顏美容、增強活力外，還能有效調整胃腸及肝臟機能，對糖尿病、肝病、貧血、皮膚病、痔瘡、攝護腺腫脹患者助益良多。根據研究顯示，啤酒酵母可以提升癌症患者的免疫力，增強抵抗力。歐、美和日本專家也已證實，啤酒酵母具有抑制肝癌、膀胱癌的作用。

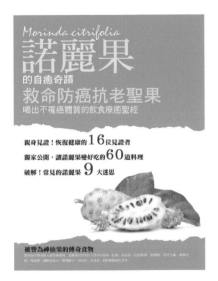

諾麗果的自癒奇蹟

◆定價350元

救命防癌抗老聖果-喝出不罹癌體質的飲食療癒聖經

救命、防癌、抗老的大溪地聖果，親身見證！恢復健康的16位見證者，獨家公開，讓諾麗果變好吃的60道料理，唯一諾麗果酵素挑選指南

法國大溪地的珍寶諾麗果 (noni) 在大溪地被視為多用途、多功能的珍寶。當地的玻里尼西亞人將諾麗果汁做為飲品與藥品已經有兩千多年的歷史，但一直到1997年由所羅門醫生 (Neil Solomon) 在全球各地進行大規模的實驗，並將結果發表在他的書中後，才開始讓科學界願意去認識與接受它。

諾麗果為何被譽為神仙果經由西方學者深入研究後發現：諾麗果居然有以下諸多的效果：抗菌、抗病毒、抗結核菌、抗腫瘤、抗寄生蟲、鎮靜止痛、降血壓、調節免疫力、增強聽力、抗氧化、抗發炎、預防動脈硬化等等。

最豐富的營養成分諾麗果是一種非常好的營養補給品。除了脂肪含量非常地低以外，更能提供身體所需的醣類、蛋白質、礦物質、維生素、及纖維等五大營養素，補充和改善現代人在這些營養素方面的缺乏問題。如一顆諾麗果所含的賽洛寧，相當800顆鳳梨的總含量。

國家圖書館出版品預行編目 (CIP) 資料

超級病毒全攻略 新冠病毒 COVID-19 大解析：一本書
掌握病毒、細菌面貌 . 預防感染之道 . 日常養生寶典
/ 梁崇明著 . -- 初版 . -- 新北市：大喜文化，2020.10
　　面；　公分 . -- (呷健康；12)
ISBN 978-986-99109-3-4(平裝)

1. 傳染性疾病防制 2. 病毒感染

412.471　　　　　　　　　　　　　　109014993

呷健康 12

超級病毒全攻略 新冠病毒 COVID-19 大解析：一本書掌握病毒、細菌面貌 . 預防感染之道 . 日常養生寶典

作　　　者 / 梁崇明
採　　　訪 / 葉語容
編　　　輯 / 萬　儀
發 行 人 / 梁崇明
出 版 者 / 大喜文化有限公司
登 記 證 / 行政院新聞局局版台省業字第 244 號
P.O.BOX/ 中和市郵政第 2-193 號信箱
發 行 處 /23556 新北市中和區板南路 498 號 7 樓之 2
電　　　話 / (02) 2223-1391
傳　　　真 / (02) 2223-1077
E - m a i l/ joy131499@gmail.com
銀行匯款 / 銀行代號：050，帳號：002-120-348-27
　　　　　　臺灣企銀，帳戶：大喜文化有限公司
劃撥帳號 /5023-2915，帳戶：大喜文化有限公司
總經銷商 / 聯合發行股份有限公司
地　　　址 /231 新北市新店區寶橋路 235 巷 6 弄 6 號 2 樓
電　　　話 / (02) 2917-8022
傳　　　真 / (02) 2915-7212
初　　　版 / 西元 2020 年 10 月
流 通 費 / 新台幣 320 元
網　　　址 /www.facebook.com/joy131499